Ratgeber Schlaganfall, Schädelhirntrauma und MS

Caroline Kuhn

Ratgeber Schlaganfall, Schädelhirntrauma und MS

Das Leben mit neurologischer Erkrankung gestalten

Mit 33 Abbildungen

Mit einem Geleitwort von Peter Berlit

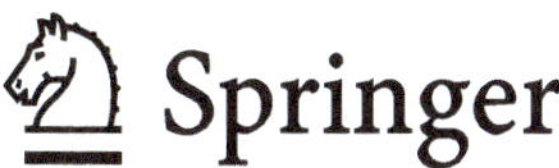

Caroline Kuhn
Neuropsychologische Lehr- und
Forschungsambulanz
Universität des Saarlandes
Saarbrücken, Deutschland

ISBN 978-3-662-57321-1 ISBN 978-3-662-57322-8 (eBook)
https://doi.org/10.1007/978-3-662-57322-8

Die Deutsche Nationalbibliothek verzeichnet diese Publikation in der Deutschen Nationalbibliografie; detaillierte bibliografische Daten sind im Internet über http://dnb.d-nb.de abrufbar.

Umschlaggestaltung: deblik Berlin
Fotonachweis Umschlag: © Frank Merfort/stock.adobe.com
Illustrator: Florian Gibki, Potsdam

Gedruckt auf säurefreiem und chlorfrei gebleichtem Papier

Springer ist ein Imprint der eingetragenen Gesellschaft Springer-Verlag GmbH, DE und ist ein Teil von Springer Nature
Die Anschrift der Gesellschaft ist: Heidelberger Platz 3, 14197 Berlin, Germany

Geleitwort

Die Neurologie hat sich zu einem der wichtigsten klinischen Fächer entwickelt. Dies hat nicht nur damit zu tun, dass wir alle älter werden und viele neurologische Erkrankungen ältere Menschen betreffen, nein, es sind auch die bedeutenden Fortschritte in Diagnostik und Behandlung, welche die Neurologie zur Schlüsselmedizin des 21. Jahrhunderts werden lassen. Bei Parkinsonkranken können Hirnschrittmacher helfen die neurologischen Symptome zu verbessern, ein Teil von Schlaganfällen kann erfolgreich dadurch behandelt werden, dass das zugrunde liegende Gerinnsel aus den Arterien entfernt wird, bevor ein bleibender Schaden eintritt, und die multiple Sklerose kann heute gezielt durch hochmoderne Medikamente gestoppt werden. Der Erfolg von therapeutischen Maßnahmen in der Neurologie hängt häufig ab vom Zeitfenster (Schlaganfall, Hirnhautentzündung), vom richtigen und frühzeitigen Einsatz hoch wirksamer Medikamente (Multiple Sklerose), und vom frühzeitigen Stellen der richtigen Diagnose (Autoimmunenzephalitis). Daneben gibt es aber auch neurodegenerative Erkrankungen wie die Parkinsonkrankheit, die amyotrophe Lateralsklerose oder die verschiedenen Formen einer Demenz, bei denen Symptome zwar verbessert, das Fortschreiten der Erkrankung jedoch nicht verhindert werden kann.

Bei den akuten wie bei den chronischen Erkrankungen kommt es zu neurologischen Ausfallserscheinungen. Die häufigsten Krankheitsbilder, welche zu bleibenden Beeinträchtigungen führen, sind der Schlaganfall, die multiple Sklerose und die Parkinsonkrankheit. Daneben spielen Verletzungen des Gehirns und Rückenmarks eine wichtige Rolle.

Wenn es bei einem Sturz zu einem Knochenbruch kommt, ist offensichtlich, dass nach der operativen Versorgung oder der Ruhigstellung durch einen Gips ein gezieltes Training erforderlich ist, um die Funktion der betroffenen Gliedmaßen wieder herzustellen. Ähnlich ist es bei Lähmungen infolge von neurologischen Erkrankungen: Wenn eine Halbseitenlähmung vorliegt, leuchtet jedem ein, dass eine gezielte Übungstherapie konsequent durchgeführt werden muss, damit sich die Lähmungserscheinungen wieder verbessern.

Viel schwieriger ist es mit den auf den ersten Blick nicht sichtbaren Folgen einer neurologischen Erkrankung. Eine vermehrte Ermüdbarkeit, Einschränkungen beim Auffassungsvermögen und der Konzentration, Gedächtnisprobleme, Stimmungsschwankungen und veränderte Sinneswahrnehmungen sind Symptome, die extrem beeinträchtigend sein können, oft aber gar nicht ohne weiteres verstanden werden. Meist spielen diese Beschwerden im Alltag der Betroffenen eine wesentlich größere Rolle als Lähmungen, Gefühlsstörungen oder eine vermehrte Muskelsteifigkeit. Und natürlich wirken sich diese Symptome auf die Gefühle und das Empfinden aus, und dies umso mehr, wenn der Betroffene nicht versteht, warum er diese Symptome hat, und wenn die Mitmenschen gar nicht wissen, warum sich ein Angehöriger oder Freund plötzlich so anders verhält und dermaßen verändert hat.

Mit den Störungen von Sinneswahrnehmung, Denken, Handeln und Fühlen beschäftigt sich die Neuropsychologie. Während Psychiater psychische Erkrankungen wie Depressionen oder Schizophrenie behandeln und psychologische Psychotherapeuten ebenso wie Mediziner Gesprächstherapien, Verhaltenstherapien, Psychotherapien und Psychoanalysen anbieten, hat sich der Neuropsychologe spezialisiert im Bereich der Folgeerscheinungen neurologischer Erkrankungen. Und mit der Zunahme des Wissens um die Funktionsweise des Gehirns und den Möglichkeiten der modernen Schnittbildgebung, mit der auch kleinste Veränderungen des Gehirns bildlich dargestellt und zugeordnet werden können, hat die Bedeutung der Neuropsychologie rasant zugenommen. Ein Patient, der Gegenstände nicht richtig benennen kann oder den Außenraum auf einer Seite nicht wahrnehmen kann, hat keine Demenz! Nein, er hat eine umschriebene Schädigung des Gehirns, welche genau lokalisiert und zugeordnet werden kann und welche genau wie eine Lähmung einer gezielten Therapie bedarf!

Der vorliegende Ratgeber von Caroline Kuhn schließt hier eine wichtige Lücke. Er erklärt die neuropsychologischen Symptome ausgehend von anschaulichen Fallbeispielen und zeigt auf, wie die Schwierigkeiten der Betroffenen plausibel erklärt werden können, und vor allem, wie sie gezielt behandelt werden können. Die Erläuterungen helfen betroffenen Menschen besser zu verstehen, was mit ihnen los ist, vor allem aber liefern sie das nötige Hintergrundwissen für Personen, die sich um Patienten mit neurologischen Störungsbildern kümmern. Das gilt für Angehörige genauso wie für Therapeuten.

Caroline Kuhn gelingt es, sachbezogen und anschaulich die häufigsten neuropsychologischen Störungen darzustellen, zu zeigen, dass gezielt behandelt werden kann, und sie vermittelt Verhaltensstrategien, welche Betroffene und deren Angehörige im Alltag anwenden können.

Den Lesern werden die Problematik einer reduzierten Belastbarkeit und Alltagsschwierigkeiten, die aus neuropsychologischen Störungen resultieren, verständlich nahegebracht.

Dem vorliegenden Ratgeber wünsche ich eine weite Verbreitung zum Wohle unserer Patienten und als Unterstützung für alle, welche sich mit neuropsychologischen Störungsbildern beschäftigen.

Prof. Dr. Peter Berlit
Generalsekretär der Deutschen Gesellschaft für Neurologie

Vorwort

Jede Erkrankung, ob körperlich oder seelisch, zieht vorübergehende oder auch bleibende Einschränkungen nach sich, die den Betroffenen eine aktive Teilhabe am beruflichen sowie gesellschaftlichen Leben erschweren und zuweilen leider auch unmöglich machen. In einer leistungsorientierten Gesellschaft, in welcher der Einzelne seinen Selbstwert oftmals daran bemisst, wieviel er im Allgemeinen zu leisten imstande ist, nehmen krankheitsbedingte Leistungseinbußen nicht selten eine existenziell bedrohliche Qualität an. Erkranken Menschen neurologisch, rücken zudem Ängste vor einer dauerhaften körperlichen Behinderung und dem Verlust der geistigen Leistungsfähigkeit stark in den Vordergrund.

Durch die enormen Fortschritte der Intensiv- und Rehabilitationsmedizin können immer mehr lebensbedrohliche Hirnverletzungen und neurologische Akuterkrankungen nicht nur überlebt, sondern auch deren schädigende Auswirkungen auf die Sinnesorgane und Motorik durch früh einsetzende rehabilitative Maßnahmen (z. B. Krankengymnastik, Ergotherapie oder Logopädie am Krankenbett) abgewendet oder zumindest reduziert werden. Der Übergang vom Akutkrankenhaus zur stationären Anschlussheilbehandlung in einer Rehabilitationsklinik erfolgt dank der wertvollen Unterstützung der klinikeigenen Sozialdienste meist nahtlos.

In diesem Prozess liegt das Hauptaugenmerk auf der Wiederherstellung bzw. Stabilisierung körpermotorischer Funktionen und der Sicherstellung der Selbstversorgungskompetenzen.

Bei einem optimalen Rehabilitationsverlauf werden neurologische Patienten in ihr häusliches Umfeld entlassen und können spätestens 18 Monate nach dem Akutereignis wieder ihrer Berufstätigkeit nachgehen, dürfen wieder Auto fahren, Sport machen etc.

So weit, so gut – wären die Körpermotorik und Sinneswahrnehmungen die einzigen Bereiche, die durch eine Verletzung am Gehirn Schaden nehmen können.

Fast ausnahmslos aber berichten neurologische Patienten von Veränderungen ihrer geistigen Leistungsfähigkeit. Sie können häufig selbst einfachen Alltagsgesprächen kaum länger als 20 oder 30 Minuten konzentriert folgen, ohne dass die Gedanken abschweifen und ihnen „der Gesprächsfaden“ abreißt. Sie kämpfen mit Wortfindungsstörungen und haben nicht selten bereits nach kurzer Zeit Details der Unterhaltung vergessen. Ungleich wie sehr sie sich auch anstrengen, die Leistungseinbrüche können sie kaum beeinflussen, weshalb der Eindruck, sich nicht mehr „auf den Kopf" und damit sich selbst verlassen zu können, wächst.

Jeder Gedankengang und jede Bewertung, die aufgrund von Lernerfahrungen vorgenommen wird, Erinnerungen, die das Wissen über sich selbst und die Welt begründen, die Fähigkeit, sich anderen sprachlich mitzuteilen und in Kommunikation zu treten, Gefühle und Emotionen wahrzunehmen – all das sind Funktionen des Gehirns: neuropsychologische Funktionen.

Die neuropsychologischen Funktionen ermöglichen dem Menschen, seine Aufmerksamkeit zu lenken, sich zielgerichtet zu verhalten und als handelndes Individuum zu fühlen.

So verwundert es denn wenig, dass Menschen mit einer neurologischen Erkrankung nicht nur ihre persönliche Autonomie, sondern insbesondere ihr Selbstverständnis mit allen Aspekten, die sie im Kern als Persönlichkeit ausmachen, gefährdet sehen. Selbst dann, wenn sie von Lähmungen, Gangstörungen oder Sprachausfällen verschont bleiben.

Während körperliche Krankheitsfolgen für alle sichtbar sind, spielen sich Störungen der Konzentration oder des Gedächtnisses „im Verborgenen" ab. Aus diesem Grund driften nicht selten das äußere, meist intakte Erscheinungsbild (Fremdwahrnehmung) und die Erfahrungen Betroffener (Selbstwahrnehmung) so sehr auseinander, dass das soziale Umfeld zuweilen mit Verwunderung oder gar Unverständnis auf die beklagten Leistungsveränderungen reagiert.

In meiner zwanzigjährigen Tätigkeit als Neuropsychologin habe ich von meinen zahlreichen Patienten und deren Familien lernen dürfen, wie entscheidend die Erklärbarkeit von Symptomen für eine erfolgreiche Bewältigung und Verhaltensanpassung ist. Gerade neuropsychologische Veränderungen bewirken bei allen Beteiligten große Unsicherheit, weil sie viele Fragen aufwerfen, die allzu oft unbeantwortet bleiben.

Dieser Ratgeber möchte die Zusammenhänge zwischen neurologischen Erkrankungen und häufigen neuropsychologischen Folgen aufzeigen, nachvollziehbar und plausibel machen. Es werden Tipps und Strategien besprochen, die oft sehr einfach sind und sich zudem in der Erfahrung betroffener Patienten als äußerst effektiv erwiesen haben.

In der Hoffnung, dass jeder Leser einige seiner Fragen hier beantwortet findet, wünsche ich Ihnen viel Freude beim Lesen.

Caroline Kuhn
Saarbrücken
im Frühjahr 2018

Danksagung

Meinen innigsten Dank richte ich an alle Patienten und ihre Angehörigen, die sich in den letzten zwanzig Jahren meiner fachlichen Beratung und Behandlung anvertraut haben.

Ihr Wunsch, die Zusammenhänge der Erkrankung zu verstehen und im Alltag Einfluss auf ihre Lebenssituation zu nehmen, hat die Idee zu diesem Ratgeber entstehen lassen.

Die umfangreichen Fragen der betroffenen Menschen spornten mich über die Jahre immerzu an, komplexe Zusammenhänge möglichst plausibel und verständlich zu komprimieren. Überdies halfen alle Beteiligten durch ihre Rückmeldungen darüber, welche Strategien im Alltag funktionieren und hilfreich sind, und welche weniger, die therapeutischen „Alltagstricks" immer weiter zu verfeinern. Die wichtigsten und am besten erprobten „Tricks" finden sich in diesem Ratgeber wieder. Diese Form des Patienten-Therapeuten-Austauschs war und ist für mich von unschätzbarem Wert. Dafür danke ich allen Patienten von Herzen.

Danken möchte ich ausdrücklich allen Menschen, die tatkräftig an der Entstehung dieses Ratgebers mitgewirkt haben:

Frau Dr. Christine Lerche, die meiner Vision von diesem Buchprojekt spontan vertraute und mir unendlich wertvolle Hinweise zur Gestaltung des Ratgebers gab.

Frau Gisela Schmitt, deren kompetente Projektleitung meine Arbeit sehr effektiv strukturierte und die meine vielen Fragen stets geduldig und verständnisvoll beantwortete.

Herrn Manfred Bier, der mich mit seinem enthusiastischen und wertschätzenden Lektorat sehr ermutigte. Seinem erfahrenen Blick ist es zu verdanken, dass das Manuskript den nötigen Feinschliff erhielt.

Herrn Florian Gibki, der Stunden um Stunden mit Entwürfen zubrachte, um meine verbal und oft wenig konkret umschriebenen Ideen zu illustrieren.

Joachim Kuhn, Kelly Kuhn und Alison Kuhn, die den Schreibprozess liebevoll unterstützten und unermüdlich meine zahlreichen Schreibentwürfe lasen und korrigierten.

Inhaltsverzeichnis

Über die Autorin

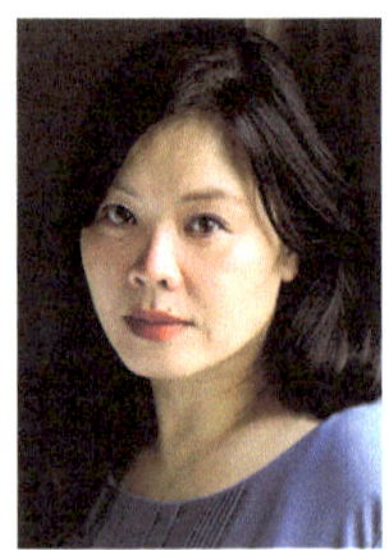

Dr. phil. Caroline Kuhn
arbeitet seit 20 Jahren als Neuropsychologin und approbierte Verhaltenstherapeutin, davon 8 Jahre in einer saarländischen Klinik für Neurorehabilitation. Seit 2006 lehrt und forscht sie an der Universität des Saarlandes in den Fächern Klinische Neuropsychologie und Klinische Psychologie & Psychotherapie. Ihre Arbeitsschwerpunkte sind Diagnostik und Therapie von Persönlichkeitsveränderungen nach einer neurologischen Erkrankung, dysexekutive Störungen, wie beispielsweise Defizite in der Planung, Steuerung und Durchführung komplexer Handlungen.
In der neuropsychologischen Universitätsambulanz arbeitet sie sowohl neuropsychologisch als auch psychotherapeutisch mit neurologischen Patienten und deren Angehörigen. Ein weiterer Arbeitsfokus ist die Untersuchung und Behandlung von Menschen, die an Multiple Sklerose erkrankt sind. In diesem Zusammenhang kooperiert Caroline Kuhn eng mit dem saarländischen Landesverband der Deutschen Gesellschaft für Multiple Sklerose, DMSG.

Was ist passiert? Eine Einführung

C. Kuhn, *Ratgeber Schlaganfall, Schädelhirntrauma und MS*,
https://doi.org/10.1007/978-3-662-57322-8_1

Menschen mit neurologischen Erkrankungen erinnern sich für gewöhnlich sehr gut daran, wie einschneidend der Moment war, in dem sie ihre Diagnosen erfuhren. Während sie noch einen Augenblick zuvor gesund und aktiv mitten im Leben standen, bedrohte die Krankheit mit einem Mal nicht nur ihren Körper, sondern ihre gesamte persönliche Existenz. Die Welt schien mit einem Mal vollkommen aus den Fugen zu geraten. Sofort drängten sich Bilder auf von pflegebedürftigen Menschen oder Menschen in Rollstühlen mit schwerwiegenden Verlusten ihrer geistigen und intellektuellen Fähigkeiten.

Alle Patienten verbindet die Herausforderung, möglicherweise von jetzt auf gleich für den Rest ihres Lebens mit körperlichen Behinderungen oder Einschränkungen der geistigen Leistungsfähigkeit klarkommen zu müssen. Diese dramatische Wendung verändert nicht nur das Leben der Erkrankten, sondern beeinflusst nachhaltig ihr gesamtes soziales Umfeld. Nicht selten kehren sich in der Partnerschaft und im Familienleben Rollenverteilungen um. Körperliche Hilfsbedürftigkeit und daraus entstehende Abhängigkeiten, allzu oft auch finanzielle Unsicherheiten infolge der eingetretenen Arbeitsunfähigkeit sind gewichtige Faktoren, die das gemeinsame Leben aller auf eine starke Belastungsprobe stellen.

Die neurologische Diagnose – ein alles verändernder Moment

Gerade in der Anfangsphase der Erkrankung sind alle Beteiligten einfach nur dankbar für das Überleben der Kranken, und dass sich deren körperliche Funktionen stabilisieren. Aber schon bald drängen sich Fragen auf, wie es mit ihrem Leben weitergehen wird und wie man mit den massiven Veränderungen umgehen soll. Am drängendsten aber stellt sich die Frage danach, welche Spuren die Krankheit wohl für immer hinterlassen wird.

Leben nach dem Überleben

Dieser Ratgeber versucht, einige der Fragen zu beantworten. Er richtet sein Augenmerk auf das Leben mit den Auswirkungen dreier neurologischer Krankheitsbilder, die mit eben genau jener Plötzlichkeit eine Kerbe in die Biographie der betroffenen Menschen schlagen und deren Leben für eine sehr lange Zeit buchstäblich auf den Kopf stellen. Es geht um:

1. den Schlaganfall,
2. das Schädelhirntrauma,
3. die multiple Sklerose.

Um Missverständnissen vorzubeugen: Selbstverständlich ist die Diagnose eines Hirntumors oder einer Demenz für Patienten und Angehörige gleichermaßen folgenreich. Von weiteren, schweren, nichtneurologischen Krankheiten wie Krebserkrankungen ganz zu schweigen.

Die statistische Häufigkeit, mit der diese drei Krankheitsbilder in der Gruppe erwerbstätiger Menschen unter 65 Jahren auftreten, ist ein Grund für den gewählten Fokus. Ein weiterer ist, dass sie alle drei von beinahe identischen Funktionsausfällen begleitet sind, die das private wie berufliche Leben erschweren. Obwohl sich Schlaganfall, Schädelhirntrauma und multiple Sklerose in ihren Auslösern und Krankheitsverläufen grundlegend unterscheiden, können sie allesamt Veränderungen in den Bereichen Körpermotorik, Körper- und Sinneswahrnehmung, Hirnleistungsfunktionen sowie Emotionen und Persönlichkeit nach sich ziehen.

Viele neurologische Patienten sind weit jünger als 65 Jahre

In allen Fällen neurologischer Erkrankungen zeichnen sich die ersten Jahre insbesondere durch eine hartnäckige Minderbelastbarkeit aus. Selbst belanglose, kleine Anforderungen wie das morgendliche Zeitunglesen, kurze Telefonate oder ein kleiner Einkauf im Supermarkt können für die meisten Erkrankten zur Zerreißprobe werden. Zusätzlich belasten sie ihre neue Vergesslichkeit und Ablenkbarkeit, Gefühle von Zerfahrenheit und der Eindruck, durch eine verminderte Auffassungsgabe neuen Situationen immer weniger gewachsen zu sein. Das sind nur einige der zahlreichen zu nennenden Veränderungen im Leben neurologischer Patienten!

Belanglosigkeiten werden zur Zerreißprobe

Wie derlei Schwierigkeiten plausibel erklärt werden können, und was viel entscheidender ist, wie man sie im Alltagsleben günstig beeinflussen kann, um möglichst bald zum gewohnten Leben zurückzukehren, ist das Anliegen dieses Ratgebers.

Deshalb wird dieser Einführung zunächst ein Kapitel über den Aufbau und die Funktionen des Gehirns folgen. Hier soll die Entstehung solcher Beeinträchtigungen von Wahrnehmung, Fühlen, Denken und Handeln in Grundzügen erläutert werden.

Den Lesern werden u. a. die Problematik der reduzierten Belastbarkeit, Gedächtnisstörungen, Alltagsschwierigkeiten, die mit Sehstörungen einhergehen, sowie das Thema einer möglichen Wesensveränderung durch die neurologische Erkrankung nahegebracht.

Anhand typischer Beispiele, die wiederkehrende Probleme im Alltag neurologischer Patienten veranschaulichen, werden praktische Strategien zur Verhaltensanpassung vorgestellt. Ziel ist es, den Lesern Möglichkeiten aufzuzeigen, wie sie mit oder trotz einer neurologischen Erkrankung ihr Leben aktiv gestalten können.

Bevor wir uns dem Ablauf neurologischer Behandlungen zuwenden, schauen wir uns kurz einige statistische Zahlen an, um uns die Relevanz neurologischer Erkrankungen zu verdeutlichen.

In Deutschland bedürfen nach Schätzung der Deutschen Gesellschaft für Neurologie DGN jährlich bis zu 2,8 Mio. Menschen einer neurologischen Behandlung. Schlaganfälle und Schädelhirntraumata führen die Statistiken der häufigsten neurologischen Neuerkrankungen an, gefolgt von Morbus Parkinson und multiple Sklerose.

Jährlich 2,8 Mio. neurologische Patienten

An zehnter Stelle stehen die selteneren Hirntumore. Laut der Deutschen Krebsgesellschaft werden pro Jahr ca. 7040 Tumoren des Gehirns oder Rückenmarks diagnostiziert.

Zweifelsohne ist der Schlaganfall die populärste unter den neurologischen Erkrankungen. Deutschlandweit erleiden jährlich ca. 270.000 Menschen einen Schlaganfall, rund 70.000 von ihnen sogar zum wiederholten Male. Neueren Schätzungen zufolge ist jede fünfte Familie in Deutschland von einem Schlaganfall betroffen. Somit hat seine gesellschaftliche Relevanz mit den Jahren deutlich zugenommen. Die Weltgesundheitsorganisation WHO hat sogar zu einem Tag gegen den Schlaganfall aufgerufen, der seit 1999 in Deutschland jährlich um den 10. Mai datiert ist. Der Schlaganfall ist die häufigste Ursache für bleibende körperliche Behinderungen und schätzungsweise die dritthäufigste Todesursache in Deutschland, nach Krankheiten des Herz-Kreislauf-Systems und Krebserkrankungen.

Bemerkenswert ist, dass rund ein Drittel aller Schlaganfallpatienten jünger als 65 Jahre ist. Das macht mehr als deutlich, dass entgegen landläufiger Annahmen nicht ausschließlich ältere Menschen von ihm bedroht sind.

Deutschland verzeichnet jährlich ca. 200.000 neue Schlaganfälle. Ein Drittel ist jünger als 65 Jahre. Deswegen auch bei jüngeren Menschen immer dem Verdacht auf einen Schlaganfall nachgehen und die Anzeichen ernst nehmen!

Bleiben wir bei den jüngeren Patienten und schauen uns die Todesursachen bei Menschen unter 40 Jahren an. Hier ist die häufigste Ursache das Schädelhirntrauma (abgekürzt SHT). Schätzungsweise ziehen sich in Deutschland pro Jahr bis zu 400 von 100.000 Einwohnern (insgesamt ca. 270.000) schwere Verletzungen des Schädels und Gehirns zu.

Ursachen sind neben Verkehrs- und Arbeitsunfällen Stürze auf den Kopf im häuslichen Umfeld, im Sport und in der Freizeit. Von den geschätzten 400 SHT-Patienten auf

100.000 Einwohner versterben etwa 40. Bei rund 200 der Verunglückten bleiben dauerhafte körperliche und geistige Schäden zurück.

Kommen wir zur dritten neurologischen Krankheitsgruppe, die ebenfalls junge Menschen betrifft: der Multiplen Sklerose (abgekürzt MS). Die deutsche Gesellschaft für multiple Sklerose DMSG geht von derzeit ca. 210.000 erkrankten Menschen in Deutschland aus. Da es im Durchschnitt drei bis fünf Jahre braucht, bis die Diagnose einer Multiplen Sklerose gestellt wird, muss eine höhere Dunkelziffer angenommen werden. Die Krankheit zeichnet sich durch diffus verstreut auftretende Entzündungen des Zentralnervensystems aus (Tab. 1.1).

Knapp drei Viertel der MS-Patienten sind weiblich. Das Durchschnittsalter deutscher Multiple-Sklerose-Patienten liegt bei 49,2 Jahren (DMSG).

Die Arbeit mit neurologischen Patienten lehrt tagtäglich, wie positiv die sachliche Aufklärung sowie transparente Kommunikation eine erfolgreiche Anpassung an die neue Lebenssituation begünstigen. Nichts vermag den Ängsten neurologischer Patienten, die mit der Krankheit des Gehirns instinktiv auch ihre persönliche Identität und Intelligenz gefährdet sehen, besser zu begegnen als die klare Vermittlung von Informationen. Das Wissen über ihre Erkrankungen, deren Folgen und Behandlungsoptionen, vor allem aber darüber, was sie selbst tun können, um mit eingetretenen Beeinträchtigungen besser umzugehen, ist unerlässlich.

Krankheitsverständnis ist wichtig für Krankheitsbewältigung

Heutzutage sind viele Menschen durch die zahlreichen Informationsmedien über Volkskrankheiten wie bspw. Adipositas, Herzkreislauferkrankungen oder Diabetes recht umfassend informiert. Auch Krankheitsbegriffe wie „Hirninfarkt“ oder „multiple Sklerose“ sind dem Einzelnen durchaus geläufig. Trotzdem umgibt Erkrankungen, die das Gehirn betreffen, nach wie vor ein Hauch des Unheimlichen und Nebulösen.

Tab. 1.1 Übersicht Anzahl neurologischer Erkrankungen

Erfasste Erkrankungen pro Jahr (Deutschland)	
Art der Erkrankung	**Anzahl der Patienten**
Schlaganfall	ca. 270.000
Schädelhirntrauma	ca. 270.000
Multiple Sklerose	ca. 210.000

Das mag teilweise darin begründet sein, dass einige Krankheiten auch für den medizinischen Laien begreifbarer und kontrollierbarer scheinen als neurologische Krankheiten. Während man z. B. den Blutzucker und Blutdruck durch Messungen selbst kontrollieren kann, können Gehirnfunktionen leider nicht ohne weiteres vom Patienten selbst überprüft werden. Ferner existiert ein breites Angebot an Patientenschulungen für viele chronische Erkrankungen, die es jedoch für neurologische Erkrankungen in dieser Form nicht gibt!

Das liegt daran, dass neurologische Patienten zwar ähnliche Krankheitsursachen miteinander teilen, sich aber ihre Symptome, d.h. die Auswirkungen ihrer Hirnverletzungen, erheblich voneinander unterscheiden können. Daher bedürfen sie einer sehr individualisierten, d.h. auf den konkreten Krankheitsfall bezogenen Aufklärung, Beratung und Behandlung.

Individuelle Aufklärung ist sehr wichtig

Diese Aufklärungsarbeit wird üblicherweise von einem interdisziplinären Versorgungssystem erbracht. In einem solchen Verbund arbeiten verschiedene Fachdisziplinen zusammen: Fachärzte, Fachpsychologen, Sozialarbeiter und Therapeuten unterschiedlicher Heilberufe (Physiotherapie, Ergotherapie, Logopädie), die in den entsprechenden Fachabteilungen der Krankenhäuser oder Rehabilitationskliniken und ambulanten Praxen mit Patienten arbeiten.

Umfassend informierte Patienten können sich schneller an die neue Lebenssituation anpassen. Eine frühzeitige und umfassende Aufklärung über die Krankheit und ihre Folgen hilft, die Entwicklung von Ängsten und Depressionen zu vermeiden.

1.1 Welche Folgen kann eine neurologische Erkrankung haben?

Infolge von Hirnerkrankungen können sich nicht nur offensichtliche körpermotorische Schädigungen wie eine Halbseitenlähmung, Gangstörungen oder Sprechstörungen einstellen. Es können auch weniger sichtbare Funktionsausfälle auftreten, die für Außenstehende nicht ohne weiteres beobachtbar und nachvollziehbar sind.

Beispielsweise können Gesichtsfeldausfälle oder Gedächtnisstörungen das Alltagsleben extrem erschweren. Manche Patienten übersehen eine Raum- oder Körperhälfte, meist die linke, ohne dass sie sich überhaupt dessen bewusst sind. Sie bringen sich deshalb in Gefahr, weil sie z. B. auf der

Straße nichts von allem, was sich links von ihnen abspielt, auch nur erahnen. Man spricht in diesen Fällen von neuropsychologischen Funktionsstörungen.

Nicht alle Folgen sind offensichtlich

Neuropsychologische Funktionen

Funktionen des Gehirns, die das menschliche Wahrnehmen, Denken, Handeln und Fühlen steuern, werden allgemein als **neuropsychologische Funktionen** bezeichnet. Eine Verletzung oder Erkrankung des Gehirns kann sie beeinträchtigen. Die Neuropsychologie verbindet als interdisziplinäre Wissenschaft die Fächer Neurologie, Biologie und Psychologie miteinander.

Neuropsychologische Funktionen umfassen sämtliche Aspekte der menschlichen Motorik, Informationsverarbeitung sowie des psychologischen Erlebens und Verhaltens (▫ Abb. 1.1). Zur besseren Übersicht können sie in folgenden „Funktionseinheiten“ zusammengefasst werden:

Software des Gehirns

Funktionen des Gehirns

- Sinneswahrnehmungen wie Riechen, Sehen, Hören, Schmecken und Fühlen
- Motorische Fähigkeiten (Gang und Stand, Augenbewegung, Sprechapparat)
- Räumliche Wahrnehmung und Orientierung
- Aufmerksamkeit und Konzentration
- Sprache und sprachgebundene Funktionen wie Rechnen
- Merkfähigkeit und Gedächtnis
- Planung und Steuerung von Handlungsabläufen
- Einsichtsfähigkeit und soziale Interaktionen
- Emotionales Erleben und Verhalten

Untrennbares Paar: Gehirn und Hirnleistungen

Die neuropsychologischen Funktionen sind unlösbar mit dem Gehirn verbunden. Wie bei einem PC muss aber das Gehirn als Hardware intakt sein, damit die Ausführung der Software überhaupt möglich ist. Das ist ein häufig bemühter Vergleich, der jedoch recht griffig das Zusammenspiel zwischen dem Gehirn (Hardware) und seinen Hirnleistungen (Software) auf den Punkt bringt. Konkret bedeutet das aber, dass jede Irritation dieses Zusammenspiels unweigerlich zu Störungen auf mindestens einer der vier folgenden Funktionsebenen führt:

1. Körpermotorik und Körpergefühl,
2. Sinneswahrnehmung,
3. Hirnleistungsfunktionen (=kognitive Funktionen),
4. Affekte und Emotionen.

Dabei ist es beinahe zweitrangig, ob die Funktionsstörungen durch einen Schlaganfall, ein Schädelhirntrauma oder eine Gehirnentzündung ausgelöst wurden. Ausschlaggebend dafür, welche neuropsychologischen Symptome entstehen, sind die Abschnitte im Gehirn, an denen sich die Verletzungen des Hirngewebes vollzogen haben.

1.2 Wie stellt man neuropsychologische Funktionsstörungen fest?

Optimalerweise sollte jeder Patient, jede Patientin eingehend neuropsychologisch untersucht werden. Das ist natürlich erst möglich, sobald die Patienten wieder ausreichend belastbar sind. Alle medizinisch erforderlichen Maßnahmen sollten abgeschlossen und die Patienten schon in der Lage sein, sich mindestens 15 bis 20 Minuten lang ununterbrochen zu konzentrieren.

Die neuropsychologische Untersuchung wird von Neuropsychologen durchgeführt. Welche Funktionen, ob Konzentration oder Gedächtnisleistungen etc., genauer untersucht werden müssen, darüber entscheiden die verletzten Gebiete im Gehirn.

Aufnahmen vom Gehirn, die mittels Computertomographie und Magnetresonanztomographie entstanden sind, geben exakt Auskunft darüber, welche Stellen und Abschnitte im Gehirn in Mitleidenschaft gezogen wurden. Entsprechend gezielt können Neuropsychologen jene „Funktionseinheiten“ überprüfen, die mit den beschädigten Gehirnabschnitten in Beziehung stehen. Auf diese Weise kann schnell sichergestellt werden, welche Hirnleistungen intakt sind, und welche durch eine neuropsychologische Therapie wieder aufgebaut werden sollten. Je nachdem, was untersucht wird, kommen entweder „Papier & Bleistift“-Tests zum Einsatz oder apparativ gestützte Verfahren. Das können Reaktionstests am Computer, Messungen des Gesichtsfelds an einem Perimeter u. Ä. sein. Dabei werden immer Einschränkungen wie z. B. motorische Verlangsamung, Sehstörungen, Probleme des Sprachverständnisses oder rasche Ermüdung der Patienten berücksichtigt.

Neuropsychologische Untersuchung bringt Aufschluss

> **Die neuropsychologische Untersuchung ist nicht mit einer medizinisch-psychologischen Untersuchung wie die MPU des DEKRA oder TÜV gleichzusetzen!**

Sobald die ersten neuropsychologischen Untersuchungen erfolgt sind, werden die Ergebnisse mit den Patienten besprochen, auf Wunsch natürlich gemeinsam mit den Vertrauenspersonen.

Dieser Schritt ist aus folgenden Gründen immens wichtig: Menschen mit Erkrankungen oder Verletzungen des Gehirns äußern sehr oft die tiefe Angst, an Intelligenz eingebüßt zu haben. Sie beobachten, dass sie sich seit der Krankheit nicht mehr gut konzentrieren können, ihr Auffassungsvermögen scheinbar nachgelassen hat, sie schnell frustriert und entmutigt sind, weil ihr Gedächtnis sie oft im Stich lässt, und vieles mehr. Und ziehen daraus den emotional vernichtenden Rückschluss einer Intelligenzminderung.

Die beobachteten Beeinträchtigungen haben jedoch in der Regel ganz andere Hintergründe. Ein sehr häufiger Grund ist die ungewohnt rasche Ermüdung gerade in den ersten 2 Jahren.

Beispiel

Sobald sich neurologische Patienten leicht konzentrieren wollen, z. B. im Smalltalk, bemerken sie zu Beginn der Krankheit, wie ihre Aufmerksamkeit nach ca. 10–15 Minuten nachlässt. Dadurch schwindet das Auffassungsvermögen und sie bekommen vom Gesagten nicht mehr viel mit. Dass sie sich später kaum oder sehr schlecht an die Unterhaltung erinnern können, verwundert eigentlich nicht. Den Patienten aber erscheint es naheliegender, daraus eine Gedächtnisstörung und allgemeine Intelligenzminderung rückzuschließen. Ein Fehlschluss.

Der Gedankengang aus dem Beispiel ist zwar nachvollziehbar, sein Fazit dennoch fatal. Ein derartiger Fehlschluss fördert die Entwicklung einer ungünstigen Abwärtsspirale aus Angst und Depression. Diese wirken sich nachweislich äußerst negativ auf die Körpermotorik, Sinneswahrnehmung und Hirnleistung aus. Hier liegt also ein dringender Korrekturbedarf vor.

Die neuropsychologische Untersuchung kann diese Angstargumentation entkräften, indem sie genau darlegt, dass Aufmerksamkeits- und Konzentrationsprobleme die Hauptursachen für das schlechte Erinnern sind, aber weder eine Gedächtnisstörung, noch ein Intelligenzverlust zu beklagen sein muss.

Eine Verletzung oder Krankheit des Gehirns hat meist keine Intelligenzminderung zur Folge. Verlangsamte Aufmerksamkeit und rasche Erschöpfung können reduzierte Auffassungsgabe oder Gedächtnisstörungen vortäuschen.

Durch die neuropsychologische Diagnostik kann ein sog. Defizit- und Ressourcenprofil erhoben werden. Dieses Profil zeigt auf, welche Funktionen beschädigt wurden, und vor allem, welche intakt geblieben sind. Die erhaltenen Funktionen stellen nämlich wichtige Ressourcen dar, auf die alle zuständigen Therapeuten, z. B. in der Ergotherapie oder Krankengymnastik, gezielt zurückgreifen können, um ausgefallene Leistungsbereiche auszugleichen.

Man kann dieses Vorgehen ein wenig mit der Betreuung von Sportlern vergleichen. Auch dort wird erstmal ein „Leistungsprofil" ermittelt, das dem Trainer die Stärken und Schwächen des Sportlers aufzeigt. Nur so kann ein effektiver Trainingsplan erstellt werden.

Wie im Profisport: Stärken und Schwächen analysieren

Im Vergleich dazu ist das neuropsychologische Leistungsprofil ein zentraler Baustein für die Erstellung eines effektiven Therapie- und Behandlungsplans.

Wichtig

Der PC als Metapher für das Gehirn und seine Funktionen.
Neurologen untersuchen und behandeln die Hardware, Neuropsychologen untersuchen und behandeln die Software.

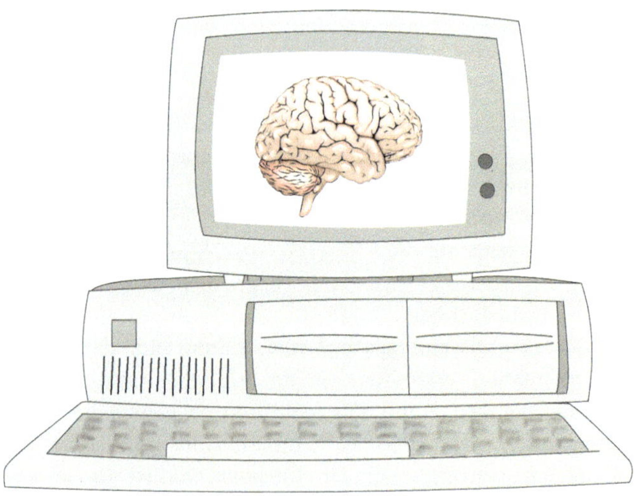

Abb. 1.1 Hardware und Software = Gehirn und Hirnleistungen

1.3 Was passiert, nachdem alle Diagnosen feststehen?

Nachdem durch die umfassende Diagnostik sowohl alle organmedizinischen Diagnosen als auch neuropsychologischen Funktionsdiagnosen gesichert sind, die Patienten entsprechend informiert und aufgeklärt wurden, beginnt die Phase der Rehabilitation.

Rehabilitation bedeutet wörtlich übersetzt „Wiederherstellung". Dabei steht nicht alleine die Wiederherstellung ausgefallener körperlicher und geistiger Funktionen im Fokus, sondern eine bestmögliche Wiedereingliederung des erkrankten Menschen in die Gesellschaft.

Rehabilitation = Wiederherstellung

Das Neunte Sozialgesetzbuch (SGB IX) regelt alle Sozialleistungen, die zur Wahrung des Rechts auf „Selbstbestimmung und Teilhabe am Leben der Gesellschaft" beansprucht werden können. Anspruch auf eine rehabilitative Maßnahme haben demnach alle Menschen mit einer Behinderung oder die von einer Behinderung bedroht sind. Hauptzielsetzungen sind dabei:

- Vermeidung einer Chronifizierung der Beeinträchtigungen,
- Abwendung von Behinderung,
- Abwendung von Pflegebedürftigkeit,
- Sicherung der Erwerbsfähigkeit.

> „Menschen mit Behinderungen sind Menschen, die körperliche, seelische, geistige oder Sinnesbeeinträchtigungen haben, die sie in Wechselwirkung mit einstellungs- und umweltbedingten Barrieren an der gleichberechtigten Teilhabe an der Gesellschaft mit hoher Wahrscheinlichkeit länger als sechs Monate hindern können. Eine Beeinträchtigung liegt vor, wenn der Körper- und Gesundheitszustand von dem für das Lebensalter typischen Zustand abweicht. Menschen sind von Behinderung bedroht, wenn eine Beeinträchtigung zu erwarten ist" (§ 2 SGB IX Abs. 2).

Ist bereits zu einem frühen Zeitpunkt der Krankheit abzusehen, dass die Krankheitsfolgen bleibend bzw. nicht innerhalb von sechs Monaten zu beheben sind, kann die Feststellung eines Grads der Behinderung (GdB) beantragt werden, um ggf. notwendige Nachteilsausgleiche zu beanspruchen. Der Antrag kann mithilfe des Sozialdienstes des Krankenhauses oder der Rehaklinik beim zuständigen Versorgungsamt oder Landesamt für Soziales gestellt werden.

Behinderungen: Momentaufnahmen bleiben nicht unbedingt bestehen

Die Festschreibung des Grads der Behinderung bedeutet aber keinesfalls, dass den Patienten sämtliche zum Zeitpunkt der Antragstellung festgestellten Beeinträchtigungen ein Leben lang begleiten werden! Zwar können leider nicht immer alle Funktionsdefizite vollständig beseitigt werden, dennoch können viele Symptome durch konsequente Therapien mindestens stark gemindert bis behoben werden.

Die Funktionserholung und Förderung der Krankheitsanpassung sind die Hauptziele der medizinischen Rehabilitationen neurologischer Patienten, auch Neurorehabilitationen genannt.

Ausschlaggebend für einen günstigen neurorehabilitativen Verlauf sind viel Geduld und eine realistische Erwartungshaltung, was den zeitlichen Ablauf für die Funktionserholung betrifft. Krankheitssymptome brauchen sehr viel Zeit, um sich zurückzubilden (Remission).

Immer wieder wird angstvoll kolportiert, dass „alles, was nicht innerhalb eines halben Jahres weg ist, für immer zurückbleiben“ werde. Dem ist mitnichten so!

1.4 Wie funktioniert eigentlich Neurorehabilitation?

Abhängig von den neurologischen Diagnosen und der Schwere der Hirnverletzung wird von einer durchschnittlichen Rehabilitationsdauer von 3 bis 5 Jahren ausgegangen. Das bedeutet aber keineswegs, dass neurologische Patienten in dieser Zeit dauerhaft in Behandlung sein müssen. Vielmehr bedeutet es, dass das menschliche Gehirn ungefähr dieses Zeitfenster benötigt, um sich neu zu organisieren. Dabei werden die gesunden Hirnareale (Abschnitte), die sich in der unmittelbaren Nachbarschaft der erkrankten oder verletzten Gehirnstellen befinden, herangezogen und dazu „geschult“, die Funktionen zu übernehmen, die einst von den erkrankten Stellen gesteuert wurden. Das geschieht vorwiegend über den Weg repetitiver Übungen, d.h. bestimmte Bewegungsmuster (z. B. gehen, sprechen, schreiben, rechnen) werden unter therapeutischer Anleitung angebahnt, eingeübt und durch ständige Wiederholungen gänzlich neu erlernt und „eingeschliffen“.

Funktionswiederherstellung braucht ca. 3 bis 5 Jahre

Das intensive Wiederholen derselben Übungen setzt dem Gehirn ständig aufs Neue Anreize, immer mehr neue Verbindungen zwischen Nervenzellen zu verknüpfen und zu verfeinern. Das Gehirn soll dadurch lernen, sich neu zu organisieren bzw. zu reorganisieren.

Diese Fähigkeit des Gehirns, zeitlebens seine „Programmierung" immer neu zu konfigurieren und zu verändern, wird als neuronale Plastizität bezeichnet.

Nur durch diese Plastizität des Gehirns ist es uns Menschen möglich, ein Leben lang immerzu neue Fähigkeiten zu erlernen. Unser Lernpotenzial scheint unbegrenzt und unerschöpflich. Sollen körperliche Fertigkeiten (Klavierspielen, Handstand machen u. Ä.) oder kognitive Leistungen (z. B. Sprachen lernen) neu erworben werden, macht tatsächlich die Übung den Meister. Und zwar konsequent und mit Bedacht!

Übung macht auch bei der Reha den Meister

Die Betonung der Notwendigkeit konsequenten und wiederholten Übens lässt den nötigen Zeitaufwand erahnen, und macht deutlich, dass derlei komplexe Hirnleistungen keinesfalls innerhalb eines halben Jahres zu bewerkstelligen sind, wie so oft angenommen wird. Hinzu kommt, dass Ruhephasen für die erfolgreiche Reorganisationsarbeit des Gehirns unerlässlich sind. Häufig äußern Patienten die Befürchtung, nicht genug zu tun, um den Wiederherstellungsprozess zu beschleunigen. Sie nehmen an, dass ihre Ziele durch tägliches, möglichst langes Üben schneller erreicht sind. Gleichzeitig spüren sie, wie rasch ihre körperlichen, aber auch mentalen Kräfte sie verlassen. An dieser Stelle muss ausdrücklich daran erinnert werden, dass Konsequenz zwar wichtig ist, aber Geduld und realistische Erwartungen an Zeit und Geschwindigkeit die Grundlage des Rehabilitationserfolgs sind!

Übung macht den Meister! Das gilt auch für die Neurorehabilitation. Aber wohldosiert und mit Pausen. Auch wenn man es nicht gerne hört: Die Geduld ist ein wichtiger Erfolgsgarant!

1.5 Wie läuft eine Neurorehabilitation genau ab?

Erfahrungsgemäß empfinden viele Patienten den langen Behandlungsprozess nach der akuten Erkrankung als eine Art emotionalen Hürdenlauf. Sie verstehen oft die Gründe nicht, weshalb sie vom Akutkrankenhaus in die Rehabilitationsklinik und danach in ambulante Therapien etc. weiterüberwiesen werden. Als besonders belastend erleben es viele, wenn sie fernab ihrer Heimat und Familie für mehrere Wochen stationär behandelt werden sollen. Der Wunsch, möglichst schnell wieder den Alltag im gewohnten

1

Umfeld zu erleben, im eigenen Bett zu schlafen etc., ist verständlicherweise sehr groß. Entsprechend wächst die Frustration, weiterhin in einer Klinik bleiben zu müssen, und die Motivation, an den kräftezehrenden Therapien aktiv mitzuarbeiten, lässt sich nur mühsam aufbringen. Auch die Angehörigen sind häufig durch die Flut neuer Informationen und die zahlreichen bürokratischen Aufgaben, die sie stellvertretend für den Patienten erledigen müssen, überfordert.

Krankenhaus und Reha: emotionaler Hürdenlauf

Ein knapper Überblick darüber, wie der Prozess der Neurorehabilitation organisiert wird, ist deswegen immer hilfreich.

Die Neurorehabilitation gliedert sich nach einem sog. Phasenmodell. Neurologische Patienten werden entsprechend der Schwere ihrer Erkrankung und ihrer Ausfälle einer von insgesamt sechs Rehabilitationsphasen zugeordnet, die mit den Buchstaben A bis F gekennzeichnet sind. Auf diese Weise wird sichergestellt, dass dem aktuellen Entwicklungsstand und Pflegebedarf der Patienten in spezialisierten Fachabteilungen entsprochen wird. Neben dem Phasenkonzept sieht die Neurorehabilitation weiterhin verschiedene Organisationsformen und Einrichtungen vor, wo Patienten stationär, teilstationär oder ambulant behandelt werden (▪ Tab. 1.2).

Phasenmodell der Neuroreha

Als Phase A wird die Akutbehandlung im Krankenhaus (z. B. Stroke Unit bei Schlaganfällen) bezeichnet. Schwerstkranke Patienten, die noch nicht in der Lage sind, in den Therapien aktiv mitzuarbeiten und intensiver Pflege bedürfen, werden den Phasen B (Frührehabilitation) oder C zugeordnet.

Sofern Alltagskompetenzen wie waschen, ankleiden, essen etc., wieder gegeben sind, kann die Phase D, die sog. Anschlussheilbehandlung beginnen. Eine ausreichende Belastbarkeit sowie aktive Mitarbeit sind nötig. In der Rehabilitationsphase E befinden sich alle Patienten, die bereits nach Hause entlassen wurden, aber weiterhin wiederherstellender Therapien bedürfen. Die Phase F sieht die langzeitliche Intensivpflege für schwerstgeschädigte Patienten (z. B. bei Wachkoma) vor. Die Neurorehabilitation kann stationär, teilstationär oder ambulant durchgeführt werden. Das sind die Unterschiede:

Stationär, teilstationär oder ambulant

Die stationäre Rehabilitationsbehandlung

Diese Rehabilitationsform unterscheidet sich spontan kaum vom Krankenhausaufenthalt. Während die Zeit im Krankenhaus zur Stabilisierung und Erholung des Körpers von viel Bettruhe geprägt ist, absolvieren Patienten „in der

Tab. 1.2 Sechs Phasen der Neurorehabilitation

Phase	Behandlungsart	Einrichtungen		
A	**Akutbehandlung** z. B. Stroke Units, Intensivstationen, Neurochirurgie	**Krankenhäuser** **Universitätskliniken**	**Stationäre Behandlung**	
B	**Frührehabilitation**	**Krankenhäuser** mit Fachabteilung Phase B **Rehabilitationskliniken** mit Phase-B-Stationen		
C	**Weiterführende Rehabilitation**	**Rehabilitationskliniken** mit Phase-C-Stationen		
D	**Anschlussheilbehandlungen**	**Rehabilitationskliniken**		**Teilstationäre oder ambulante Behandlungen**
E	**Maßnahmen zur** – Teilhabe am Gesellschaftsleben – Teilhabe am Berufsleben – Stabilisierung bisheriger Behandlungserfolge	**Facharztpraxen** Allgemeinmedizin, Neurologie **Fachpsychologenpraxen** Neuropsychologie, Psychotherapie **Praxen für Heilmitteltherapien** Physiotherapie, Logopädie, Ergotherapie, Podologie	**Ambulante Behandlungen**	
F	**Langzeitpflege**	**Pflegeeinrichtungen** **Private Pflege**		

Reha“ ein tägliches Therapieprogramm. Dieses setzt sich in erster Linie aus verschiedenen „Anwendungen“ zusammen, wie z. B. physikalische Therapien (Massagen, Sport- und Bewegungstherapien, u. Ä.), Übungen der Feinmotorik, z. B. Arbeiten mit Holz, Koch- und Haushaltstraining (Ergotherapie), Schlucktraining, Sprech- und Sprachtherapie (Logopädie) und Neuropsychologie (Hirnleistungstherapie).

Wie anspruchsvoll das Anwendungsprogramm gestaltet ist, hängt selbstverständlich von der bereits erlangten Belastbarkeit sowie der motorischen und kognitiven Selbstständigkeit der Patienten ab. Die stationäre Rehabilitation ist als Anschlussheilbehandlung konzipiert und sollte sich möglichst nahtlos an die Behandlung im Akutkrankenhaus anschließen.

▪ Die teilstationäre Rehabilitationsbehandlung

Diese Form der Rehabilitation unterscheidet sich im therapeutischen Alltagsablauf kaum von der stationären Form. Der entscheidende Unterschied ist, dass die Patienten bei sich zuhause übernachten und an den Wochenenden „therapiefrei“ haben. Sie werden werktags morgens zur Rehaklinik gebracht und am späten Nachmittag wieder abgeholt. Die teilstationäre Behandlung ist v. a. dann angebracht, wenn sich Patienten schon so gut erholt haben, dass sie nicht mehr permanent die Erreichbarkeit und Hilfe z. B. des Pflegepersonals benötigen.

Aus therapeutischer Sicht hat die teilstationäre Rehabilitation zwei große Pluspunkte:

Zum einen sind die Aufenthalte in den eigenen vier Wänden sehr hilfreiche Realitätserprobungen. Die Patienten selbst und ihr familiäres Umfeld können dabei beobachten, was bereits gut oder noch nicht richtig funktioniert. Darauf kann sich dann therapeutisch stärker fokussiert werden.

Zum anderen wirkt der Aufenthalt in den privaten Räumen nach den vielen Wochen im Krankenhaus und in der Reha auf die meisten Patienten regelrecht stimmungsaufhellend. Die gelöstere Stimmung motiviert, sich weiter auf die Behandlungen einzulassen.

▪ Die ambulante Rehabilitationsbehandlung

Sobald sich motorische Defizite und Hirnleistungsstörungen so ausreichend erholt haben, dass Patienten zuhause mit Hilfe ihrer Familien und Freunde zurechtkommen, können sie aus der stationären oder teilstationären Rehabilitation entlassen werden. Trotzdem können noch Funktionsstörungen bestehen, die ambulant weiterbehandelt werden müssen.

Beispiel

Ein Patient hat von der stationären Rehabilitation so gut profitiert, dass er nicht mehr auf den Rollstuhl angewiesen ist. Obwohl er wieder alleine stehen und gehen kann, sind im Arm und in der Hand auf der betroffenen Körperseite noch Gefühlsstörungen vorhanden, weswegen die Körpermotorik erst unzureichend einsetzbar ist. In einem solchem Fall ist es sehr wichtig, die Physiotherapie und Ergotherapie ambulant fortzuführen.

Für die ambulante Neurorehabilitation stehen Praxen für Krankengymnastik, Ergotherapie oder Logopädie wohnortsnah zur Verfügung. Bei eingeschränkter Mobilität bieten viele Therapeuten auch Hausbesuche an. Bei vielen neurologischen Patienten muss aufgrund komplexer kognitiver Leistungsdefizite die neuropsychologische Therapie ebenfalls ambulant fortgeführt werden. Hier sind Hausbesuche allerdings eher unüblich.

In allen Rehabilitationsphasen arbeiten die beteiligten Fachdisziplinen nach den Prinzipien der Restitution, Kompensation und Adaptation.

Bei der **Restitution** geht es darum, Beeinträchtigungen so gut wie möglich zu minimieren, sodass im Idealfall motorische oder kognitive Funktionen komplett wiederhergestellt werden. Das Prinzip der **Kompensation** stützt sich auf intakte Leistungen, die zum Ausgleich von Funktionsstörungen, die nicht oder nicht gänzlich wiederherstellbar sind, herangezogen werden. Eine A**daptation** sieht eine Anpassung des Lebensraums an die Funktionsausfälle vor, um trotz Funktionsausfällen eine maximal mögliche Selbstständigkeit zu ermöglichen. Beispiele hierfür sind Seh- und Hörhilfen oder Renovierungen für barrierefreies Wohnen.

Nachdem Grundsätzliches zur Untersuchung und Behandlung neurologischer Erkrankungen beleuchtet wurde, werden wir in den kommenden Kapiteln unsere Aufmerksamkeit den anatomischen und neuropsychologischen Erklärungsmodellen zuwenden.

Den Lesern wird auf diesem Weg Gelegenheit geboten, sich ein grundlegendes Krankheits- und Behandlungswissen anzueignen.

Die Architektur des Gehirns. Ein kurzer Überblick

C. Kuhn, *Ratgeber Schlaganfall, Schädelhirntrauma und MS*,
https://doi.org/10.1007/978-3-662-57322-8_2

Medizinische Fachbegriffe verstehen

Im Zeitalter des Internets ziehen viele Patienten und Angehörige Suchmaschinen zu Rate, um medizinische Fachbegriffe zu übersetzen, die sie in ihren ärztlichen Befundberichten vorfinden. Dahinter steht der Wunsch, zu begreifen, was die neurologische Erkrankung genau zu bedeuten hat, was eigentlich im eigenen Kopf oder in dem des Angehörigen passiert ist. Was meinen die Ärzte damit, wenn sie im Befund vom Mediainfarkt, von Demyelinisierung oder Subarachnoidalblutung sprechen? Die Internetrecherchen enden allerdings angesichts der Flut an Informationen nicht selten mit noch mehr Verwirrung durch noch mehr Fachbegriffe.

Um neurologische Krankheitsereignisse nachvollziehen zu können, ist eine grobe Vorstellung davon, wie das Gehirn aufgebaut ist und wie es arbeitet, sehr hilfreich und unerlässlich. Die beiden nächsten Kapitel möchten den Lesern ein wenig Hilfestellung bieten, um sich einen ersten Begriff von den Mechanismen im gesunden und verletzten Gehirn zu machen.

Bilder, Zeichnungen und Illustrationen des menschlichen Gehirns finden sich in zahlreichen Sachbüchern und Informationsbroschüren. Am bekanntesten sind Abbildungen, auf denen die Aufteilung des Gehirns in zwei symmetrische Hirnhälften deutlich zu sehen ist (▣ Abb. 2.1).

▣ Abb. 2.1 zeigt das Gehirn aus der Vorderansicht. Seine anatomisch rechte Hälfte ist grau gefärbt (Achtung: Aus Sicht des Betrachters ist es die linke Gehirnhälfte!). In dieser Ansicht ist die Mittellinie, die das Gehirn in zwei gleich große Hälften

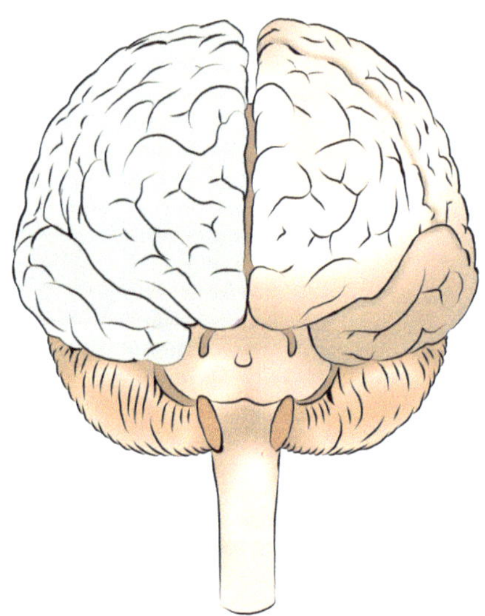

▣ **Abb. 2.1** Großhirn mit rechter und linker Hemisphäre

trennt, sehr gut erkennbar. Genau genommen zeigt das Bild aber nur die Großhirnrinde. Das Großhirn ist zwar der größte, aber nicht der einzige Teil des menschlichen Gehirns. Das gesamte Gehirn umfasst ferner noch das Kleinhirn sowie den Hirnstamm. Gemeinsam mit dem Rückenmark bilden alle drei Gehirnstrukturen das zentrale Nervensystem (ZNS).

Gehirn = Großhirn + Kleinhirn + Hirnstamm

Definition

Gehirn = Großhirn + Kleinhirn + Hirnstamm
Zentrales Nervensystem (ZNS) = Gehirn + Rückenmark

Die Oberfläche des Großhirns teilt sich also symmetrisch in eine rechte und eine linke Hälfte. Im Folgenden werden die Gehirnhälften „Hemisphären" genannt. Jede der beiden Hemisphären ist in vier Hirnlappen untergliedert. Beschäftigen wir uns zuerst mit der Großhirnrinde.

Zwei gleich große Großhirnhälften

Betrachtet man das Gehirn von der Seite, erinnert seine äußere Gestalt an einen modernen Fahrradhelm (◘ Abb. 2.2). Nutzen wir diese Vorstellung vom Fahrradhelm, um uns die Ausrichtung des Gehirns und seinen Aufbau besser vorstellen zu können!

◘ Abb. 2.2 bietet dem Betrachter die Sicht von rechts auf die rechte Großhirnhemisphäre. Die vier Großhirnlappen sind farblich abgesetzt. Das Visier des Helms markiert den Pol des Stirn- oder Vorderhirns, den sogenannten Frontallappen. Der Frontallappen nimmt etwa ein Drittel des vorderen Fahrradhelmabschnitts ein. Auf dem Bild

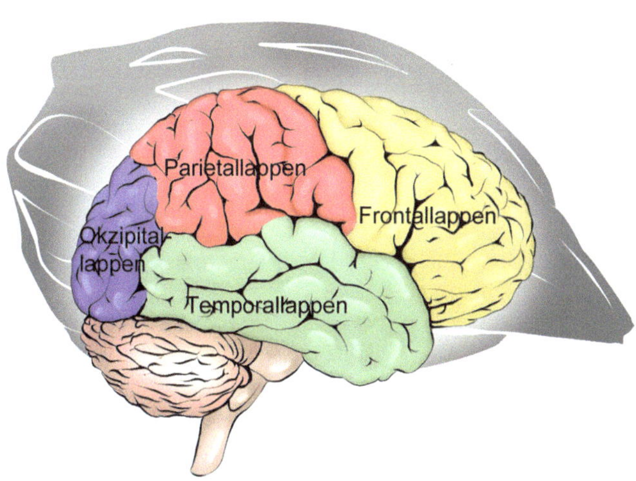

◘ **Abb. 2.2** Wie ein Fahrradhelm: Seitenansicht auf rechte Großhirnrinde

Tab. 2.1 Die vier Großhirnlappen und ihre Bezeichnungen

Alter Fachbegriff		Moderner Fachbegriff
1	Stirnlappen	Frontallappen
2	Scheitellappen	Parietallappen
3	Schläfenlappen	Temporallappen
4	Hinterhauptlappen	Okzipitallappen

Wie ein Fahrradhelm

erstreckt er sich vom Visier bis zum mittleren Belüftungsschlitz einschließlich.

Am genau gegenüberliegenden Ende schmiegt sich unser Fahrradhelm an das Hinterhaupt. Dort befindet sich der sogenannte Okzipitallappen, früher auch Hinterhauptlappen genannt. Dieser erstreckt sich vom hinteren Pol des Fahrradhelms nach vorne bis zum Ende des ersten hinteren Belüftungslochs. Von unten sitzt ihm das Kleinhirn auf, das später besprochen wird.

Entlang des gewölbten Helmdachs zwischen dem Okzipitalpol und Frontalpol befindet sich der Parietallappen. In der alten Fachsprache nannte man ihn auch Scheitellappen, weil er den klassischen Mittelscheitel markiert. Er dehnt sich vom Scheitel bis zur ungefähren Ohrenhöhe aus. Unmittelbar an der gedachten Ohrenlinie schließt sich der Schläfenlappen an, quasi entlang der Unterkante des Fahrradhelms. Dieser erinnert in seiner Form ein wenig an ein Bügeleisen, das mit der Spitze nach vorne zum Frontalpol, also zum Helmvisier zeigt bzw. dorthin spitz zuläuft. Er wird in der modernen Fachsprache als Temporallappen bezeichnet.

Der Vollständigkeit halber sollte hier erwähnt werden, dass das Großhirn noch zwei weitere Strukturen aufweist, die keinem der vier Hirnlappen zugeordnet werden können: Der Gyrus Cinguli und die Inselrinde.

Zugunsten einer besseren Übersichtlichkeit und Verständlichkeit beschränken wir uns auf die Betrachtung der vier großen Hirnlappen und ihrer Funktionen (Tab. 2.1).

2.1 Wie arbeitet das Großhirn?

Jede Großhirnhälfte weist symmetrisch dieselbe Unterteilung in die vier Hirnlappen auf. Jedem Hirnlappen werden bestimmte Aufgaben, d. h. Hirnleistungsfunktionen zugeordnet. Trotz der Symmetrie beider Großhirnhemisphären unterscheiden sich die linke und rechte Seite in einigen ihrer Aufgaben und Funktionen erheblich voneinander.

Jeder Großhirnlappen ist hoch spezialisiert

Spannenderweise steuern die Gehirnhälften asymmetrisch die beiden Körperhälften. Das heißt, sie kommunizieren überkreuzt miteinander. Das würde man bei der besprochenen Symmetrie eigentlich anders erwarten. Aber wie bei allen Wirbeltieren steuert auch der Mensch mit seiner rechten Gehirnhemisphäre seine linke Körperhälfte. Hingegen werden alle Funktionen der rechten Körperseite von der linken Hemisphäre verarbeitet und kontrolliert. Warum das so ist, und was sich die Evolution bei dieser „Verdrehung" gedacht hat, darüber streitet sich die Wissenschaft nach wie vor. Aber das muss uns an dieser Stelle nicht weiter beschäftigen.

Großhirnhälften und Körperhälften sind überkreuzt verbunden

Verdrehte Welt. Die rechte Gehirnhälfte kommuniziert mit der linken Körperhälfte. Umgekehrt steuert die linke Gehirnhälfte die rechte Körperhälfte. Beide Gehirnhemisphären kommunizieren also überkreuzt mit den beiden Körperhälften!

Alle vier Hirnlappen bearbeiten hochspezialisiert die ihnen zugedachten Aufgaben. Ihre Arbeitsteilung wird in ▶ Kap. 3 besprochen.

Trotz ihrer „Spezialisierung" arbeiten die Hirnlappen nicht als Einzelkämpfer, sondern koordinieren sich und kommunizieren untereinander.

Innerhalb einer Hemisphäre erfolgt permanent ein reger Informationsaustausch zwischen den einzelnen Lappen, selbst über die verhältnismäßig lange Strecke vom Stirnlappen zum Hinterhaupt hinweg. Die Kommunikation erfolgt aber nicht nur innerhalb einer Hirnseite. Sie verläuft auch zwischen den beiden Seiten, also zwischen der linken und rechten Hemisphäre. Was macht diese umfassende Kommunikationsfähigkeit des Gehirns möglich?

Alle Hirnregionen kommunizieren untereinander

„Zoomt" man näher an das Gehirn heran, wartet es mit folgender Erscheinung auf: Ähnlich einer Walnuss durchziehen scheinbar unendlich viele Furchen und Windungen leicht wulstartig die Hirnoberfläche. Unter dem Mikroskop entpuppen sich die „Wulste" als dicht aneinandergereihte Bündel unzähliger Nervenzellen und ihre dazugehörigen Nervenfasern.

Diese Nervenfaserbündel erinnern an Strom- oder Glasfaserkabel, die in sich zahlreiche Verstärkungsfasern beherbergen. Jede Nervenzelle ist demnach imstande, elektrische Impulse zu generieren und diese durch ihre langen Fasern an andere Nervenzellen zu senden. Eine Nervenzelle kann aber nicht nur Botschaften senden, sondern umgekehrt auch Nervenimpulse anderer Zellen empfangen. Auf diese Weise entstehen regelrechte Nervenbahnen, über die elektrische Nervenimpulse nach allen Richtungen gesendet und empfangen werden.

Das Großhirn kann also „nach unten" in Richtung Kleinhirn, Hirnstamm und Rückenmark Nachrichten schicken und umgekehrt von ihnen Nachrichten empfangen.

Gehirn als Zentralrechner; Datenaustausch auf Hochtouren

Es kann aber auch seitlich zwischen seinen beiden Hemisphären hin und her kommunizieren. Schaut man in die Mittellinie zwischen den beiden Großhirnhälften hinein, entdeckt man einen massiven Wulst. Hier laufen die Nervenbahnen aus der rechten und linken Hemisphäre zusammen und bilden eine wuchtige Struktur, die einem längs verlaufenden Balken ähnelt. So wird der kräftigste Wulst im ganzen Gehirn auch genannt: Balken oder lateinisch Corpus Callosum. Über den Balken erreichen die Nervenimpulse der einen Hirnhälfte jeweils die Nervenzellen der anderen und umgekehrt.

Nervenfasern wie Stromkabel isoliert

Damit die Signale sauber und ohne Ablenkung ihre Ziele erreichen, müssen die Nervenfasern, wie bei Stromkabeln, gut isoliert sein. Im menschlichen Nervensystem übernimmt die Myelinscheide diese Aufgabe. Als eine Hülle aus Fett und Eiweiß legt sie sich schützend um die Nervenfasern. Zudem verstärkt die Myelinscheide die Intensität der Nervensignale (■ Abb. 2.3).

Wie man an dieser komplexen Verschaltung der einzelnen Gehirnregionen sehen kann, organisiert sich das Gehirn als ein fein austariertes Informationsverarbeitungssystem. Wie ein Computer sendet es als Steuerzentrale seine Signale an den gesamten Körper und empfängt wiederum Signale als Rückmeldungen aus der gesamten Körperperipherie.

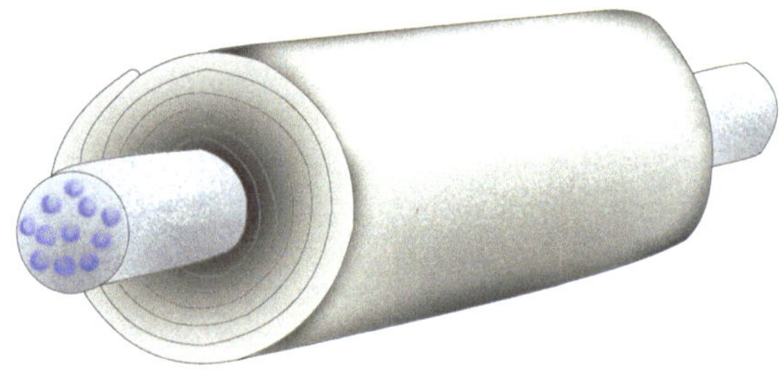

■ **Abb. 2.3** Myelinscheide: Isolationsschicht um Nervenfasern

2.2 Woher bezieht das Gehirn seine Energie?

Ein solch raffiniertes Kommunikations- und Datennetz bedarf Milliarden von Nervenzellen, die auf einer Hirnoberfläche von knapp 2000 cm^2 angesiedelt sind. Um eine so große Fläche auf relativ kleinem Raum, nämlich im eng bemessenen Schädel unterbringen zu können, griff die Natur auf einen Faltungstrick zurück. Sie faltete und rotierte abermals die Oberfläche der Hirnmasse, wodurch die o. g. zahlreichen Furchen und Windungen entstanden. Auf diese Weise konnte der Platzbedarf minimiert werden und sich das Gehirn im Schädel entfalten.

Vor allem aber verbrauchen diese Milliarden von Hirnzellen rund um die Uhr viel „Strom". Mit anderen Worten viel Energie in Form von Glukose und Sauerstoff.

Auf engstem Raum untergebracht

Obwohl das Gehirn durchschnittlich nur 2 % des menschlichen Körpergewichts ausmacht, verbraucht sein Stoffwechsel ungefähr 20 % des Blutes, das minütlich vom Herzen gepumpt wird. Mit dem Blut erhält es Sauerstoff und knapp 120 g Glukose bzw. Traubenzucker täglich. Um diesen Bedarf angemessen zu decken, muss das Blut jede noch so kleine Nervenzelle im Gehirn überall und jederzeit erreichen können.

Hauptverantwortlich für den Transport der Nährstoffe sind die drei Hauptarterien des Gehirns. In Arztberichten werden sie meist bei ihrem lateinischen Namen genannt: Arteria cerebri.

Da die drei wichtigsten Hirnarterien in jeder Hirnhälfte vertreten sind, stellen sie jeweils am entsprechenden Abschnitt ein Hirnarterienpaar. Jedes Paar ist demnach für ein festgelegtes Versorgungsgebiet verantwortlich. Alle drei Paare sind hintereinander so verbunden, dass sie eine Art Verteilerring bilden (◘ Abb. 2.4).

Verteilerring aus drei Hauptarterienpaaren

◘ Abb. 2.4 zeigt, wie sich die drei Hirnarterien mit der passenden Arterie der Gegenseite paaren. Die Hirnarterien werden entsprechend ihrer Lage folgendermaßen bezeichnet:

a. **Vordere** Hirnarterie = Arteria cerebri **anterior** (Latein: anterior = vorne, vorderer),
b. **Mittlere** Hirnarterie = Arteria cerebri **media** (Latein: media = mitten, mittlerer),
c. **Hintere** Hirnarterie = Arteria cerebri **posterior** (Latein: posterior = hinten, hinterer).

Die vorderen und mittleren Hirnarterien beziehen das Blut aus der jeweils rechten und linken äußeren Halsschlagader, der Arteria carotis externa.

2

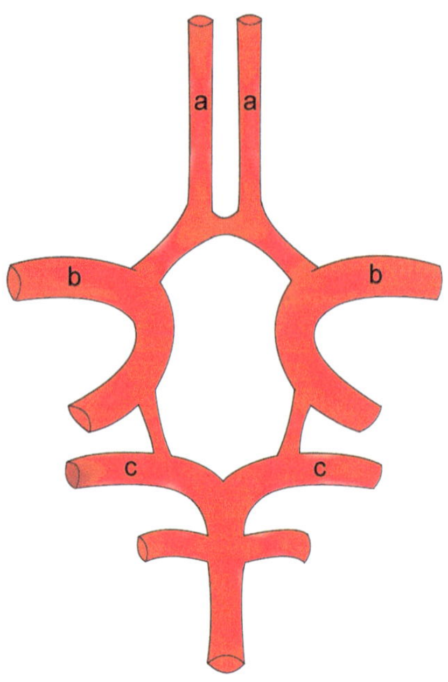

Abb. 2.4 Verteilerring aus drei Hauptarterienpaaren

Tab. 2.2 Versorgungsgebiete der drei Hirnhauptarterien

Hirnarterie	Versorgungsgebiet
Arteria cerebri anterior = vordere Hirnarterie	Frontallappen, Parietallappen
Arteria cerebri media = mittlere Hirnarterie	Frontallappen, Parietallappen, Temporallappen
Arteria cerebri posterior = hintere Hirnarterie	Okzipitallappen, Temporallappen/hinterer Abschnitt

Herz pumpt Blut durch Halsschlagadern ins Gehirn

Die Blutversorgung der hinteren Hirnarterien erfolgt durch die hinteren Halsschlagadern, die je rechts und links der Halswirbelsäule entlang verlaufen. Diese hintere Halsschlagader wird in der medizinischen Fachsprache als Arteria vertebralis bezeichnet (Tab. 2.2).

Fließt das Blut regelmäßig und mit dem nötigen Druck durch den Verteilerring, wird der Nährstoffbedarf aller Hirnsysteme gedeckt: Körpermotorik, Sinneswahrnehmungen, Denken und Fühlen laufen wie gewohnt, solange 100 g Hirnmasse pro Minute 60 ml Blut erhalten.

Tab. 2.2 zeigt, für welche Versorgungsgebiete die drei Hirnarterienpaare verantwortlich sind. Die vorderen (anterioren) Hirnarterien versorgen den Stirn- und Scheitellappen mit dem benötigten Blut. Die mittleren Hirnarterien durchbluten große Teile des Frontalhirns. Sie versorgen fast den gesamten Parietallappen und zwei Drittel des Temporallappens. Somit ist die Arteria cerebri media die größte und leistungsstärkste unter den drei Hirnarterien. Leider kommt es dadurch aber auch zu den weitreichendsten Funktionsausfällen, wenn in ihrem Versorgungsgebiet die Durchblutung unterbrochen wird.

Ein Versorgungsgebiet pro Hirnarterienpaar

Die hinteren, also posterioren Hirnarterien versorgen den Okzipitallappen. Auch die hinteren Anteile der Temporallappen beziehen ihren Sauerstoff und ihre Glukose aus ihnen. Ein Ausfall in diesem Versorgungsgebiet führt zu Störungen des Gesichtsfelds. Weiterhin können Unterbrechungen in diesem Blutstromgebiet die feinmotorische Bewegungskoordination oder das Gleichgewicht stören. Für diese Funktionen zeichnen eigentlich der Hirnstamm sowie das Kleinhirn verantwortlich. Allerdings zweigen beide Strukturen sozusagen ihre Blutversorgung von diesem Abschnitt des Verteilerrings ab. Kommt es an dieser Stelle zur Unterbrechung des Blutflusses, wird deshalb die Funktionstüchtigkeit von Hirnstamm und Kleinhirn empfindlich gestört.

2.3 Welche Aufgaben übernehmen der Hirnstamm und das Kleinhirn?

Obwohl der Hirnstamm in natura lediglich so groß und kräftig wie ein Daumen ist, vermag er über Leben und Tod des Menschen zu entscheiden. Das ist dem Umstand geschuldet, dass in ihm alle Vitalzentren angesiedelt sind. Hier werden u. a. Herzschlag und Atmung gesteuert, die Körpertemperatur reguliert und die Arbeit innerer Organe koordiniert. Überlebenswichtige Reflexe wie der Schluck- und Würgereflex, Pupillen- und Lidschlussreflexe usw. werden im Hirnstamm verschaltet. Im Bild sieht man, wie der Hirnstamm vom Großhirn überdacht wird und sich in Richtung des Rückens erstreckt. Auf Höhe des obersten Halswirbels geht er in das Rückenmark der Wirbelsäule über. Im Hirnstamm werden eingehende Sinneseindrücke nach Relevanz analysiert, wodurch das Gehirn im Bedarfsfall schnell Handlungsimpulse an den gesamten Körper senden kann. Diese Reflexe und Verschaltungen des Hirnstamms werden erst durch die Arbeit der Hirnnerven möglich. Der Mensch verfügt über 12 Hirnnerven. Sie sind paarig angeordnet, entspringen dem Hirnstamm und verbinden das Gehirn mit allen Sinnesorganen, Körperdrüsen und Teilen der glatten Muskulatur.

Hirnstamm: Sitz lebenswichtiger Funktionen

2

Die Hirnnerven arbeiten dabei wie Kabel eines Überwachungssystems, die Aufnahmen von Kameras oder Mikrofonen aus dem überwachten Raum an den Zentralrechner weiterleiten. Analog werden Sinneseindrücke der Nase, Augen, Ohren, des Schlundes und Mundraums, von der Hautoberfläche und Muskulatur sowie Eingeweiden ständig an das Gehirn weitergeleitet. Auf diese Art wird sichergestellt, dass das Individuum stets auf dem aktuellsten Stand darüber ist, was gerade in seiner unmittelbaren Umgebung vonstattengeht. Nur so kann sofort reagiert bzw. gehandelt werden, um Gefahren für Leib und Leben abzuwehren.

12 Hirnnervenpaare: Kabel eines Überwachungssystems

Der Hirnstamm ist der Sitz wichtiger lebenserhaltender Funktionen. Hier werden Herzschlag, Atmung und Reflexe gesteuert. Durch 12 Hirnnervenpaare werden die Sinneswahrnehmungen und Aktivitäten aus den Eingeweiden an den Hirnstamm weitergeleitet, aber auch kontrolliert.

Reflexartige und flinke Reaktionen erfordern stabile und zielgerichtete Körperbewegungen. Zum Beispiel müssen Arm und Hand blitzartig ausfahren, um ein vom Tisch fallendes Glas abzufangen, dessen Fall dem Gehirn durch die Augen gemeldet wurde. Damit die Hand das Glas rechtzeitig erreicht und wirklich zu fassen bekommt, muss das Kleinhirn eingreifen.

Das Kleinhirn spielt in der Koordination feinmotorischer Bewegungen eine zentrale Rolle. Zur Feinmotorik gehören alle Bewegungen, die quasi Fingerspitzengefühl oder einer exakten Augen-Hand-Koordination bedürfen. Zur Feinmotorik gehören aber auch der Sprechapparat, die Mimik und die Abstimmung unserer Schritte sowie das Auspendeln des Rumpfes im Verhältnis zum Stand. Nur so kann der Körper als Ganzes im Gleichgewicht bewegt werden. Bewegungen werden durch das Kleinhirn nicht nur feinabgestimmt und kontrolliert. Sie können nur erlernt werden, wenn das Kleinhirn seine Arbeit ordentlich verrichtet (Abb. 2.5).

Kleinhirn: Größere Rolle als vermutet

Das Kleinhirn ist wie das Großhirn symmetrisch in zwei Hälften geteilt. Auch hier liegt eine überkreuzte Kommunikation vor, allerdings zwischen dem Klein- und Großhirn. Die rechte Kleinhirnhemisphäre ist mit der linken Großhirnhälfte verbunden. Umgekehrt ist seine linke Hemisphäre mit der rechten Großhirnhälfte verknüpft. Das Kleinhirn ist auch mit dem Hirnstamm verbunden (Abb. 2.5).

Kleinhirnhälften überkreuzt mit Großhirnhälften verbunden

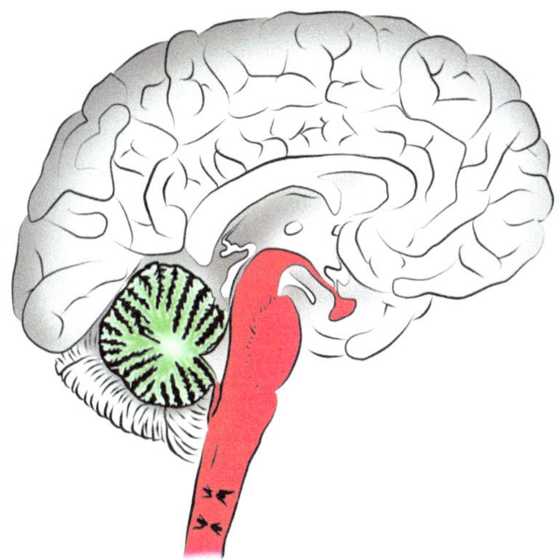

Abb. 2.5 Hirnstamm und Kleinhirn

Das Kleinhirn hat aber nicht nur die Aufgabe, Bewegungen zu koordinieren und zu kontrollieren. Durch seine Verbindung zum Großhirn koordiniert es auch die Arbeit des Großhirns. Dabei wirkt das Kleinhirn wie ein Taktgeber, der die Prozesse in allen einzelnen Großhirnlappen taktet und damit weitreichend die Arbeit des gesamten Großhirns beeinflusst.

Das Kleinhirn spielt nicht nur eine entscheidende Rolle beim Erlernen und Koordinieren von Bewegungen. Es fungiert auch als Taktgeber für alle Arbeitsprozesse des Großhirns.

Nun haben wir uns einen ersten Überblick über den Aufbau des Gehirns verschafft. Es sei an die Definition zu Beginn dieses Kapitels erinnert: Das Gehirn als solches setzt sich aus drei getrennten Strukturen zusammen, dem Großhirn, Kleinhirn und Hirnstamm.

Das Gehirn liegt gut geschützt vor Erschütterungen und äußeren Stößen im knöchernen Schädel. An einen Integralhelm erinnernd schützt der Schädel sowohl das Gehirn als auch das Gesicht. Sein Aufbau lässt sich in drei Abschnitte einteilen:

1. den Gesichtsschädel mit den bekannten Aussparungen für Augen und Nase,
2. das Schädeldach mit der kopftypischen gewölbten Gestalt und
3. die Schädelbasis als „Bodenplatte“ mit Gaumendach und Oberkiefer.

Der Schädelknochen ist in drei Schichten aufgebaut. Die äußerste harte Knochenschicht liegt direkt unter der Kopfschwarte. Die unterste dem Gehirn zugewandte Schicht besteht aus einer weichen Knochenplatte und ist besonders brüchig, weshalb sie auch als Glashaut bezeichnet wird. Zwischen diesen beiden knöchernen Schichten liegt eine schwammartige Struktur. Dieser „Schwamm" beherbergt sowohl rotes Knochenmark, das für die Blutbildung benötigt wird, als auch zahlreiche Venen, die das Gehirn mit der Kopfschwarte verbinden. Im Schädel sind sehr kleine Löcher eingelassen, um den Hirnnerven den Weg nach außen zu öffnen.

Schädel: Integralhelm für Gehirn und Gesicht

Damit die weiche Hirnmasse aber bei körpereigenen Bewegungen nicht ständig an den harten Schädel anstößt und verletzt wird, ist das Gehirn in ein Hirnflüssigkeitskissen gebettet. Das Hirnwasser wird in der Fachsprache als Liquor bezeichnet. Der Liquor zirkuliert entlang der Hirnhäute, die ebenfalls dreischichtig aufgebaut sind. Die unterste Haut liegt hauchdünn dem Gehirn auf. Sie wird „weiche Hirnhaut" oder „Pia mater" genannt. Sie selbst wird umhüllt von der „Spinnenhaut". Der Name ist ihrer Ähnlichkeit mit einem Spinnengewebe geschuldet, da diese Haut von vielen haarfeinen Fasern durchzogen ist. Der Fachbegriff für sie lautet Arachnoidalhaut, vom griechischen Wort für Spinne „Arachne". Zwischen dieser Spinnenhaut und der weichen Hirnhaut, der Pia mater, bahnt sich der Liquor seinen Flussweg. Daher heißt dieser Zwischenraum Subarachnoidalraum. Wörtlich übersetzt bedeutet das Wort „der Raum unterhalb der Spinnenhaut". Er wird im nächsten Kapitel in Zusammenhang mit Hirnblutungen und multiple Sklerose noch Aufmerksamkeit erfahren.

Weiches Liquorkissen für das Gehirn

Die oberste Hirnhautschicht, die dem harten Schädel zugewandt liegt, ist die „harte Hirnhaut", auch „Dura mater" genannt. Alle drei Hirnhäute werden als Meningen bezeichnet. Ihre populärste Erkrankung ist die Meningitis, die Hirnhautentzündung.

Die Meningen umhüllen aber nicht nur das Gehirn, sondern umstülpen auch das Rückenmark. Nochmals zur Erinnerung: Zu Beginn des Kapitels haben wir die Kombination aus Gehirn plus Rückenmark als Zentrales Nervensystem ZNS definiert.

Meningen = Hirnhäute, schützender Strumpf über Rückenmark und Gehirn

Auf diese Weise zirkuliert das Hirnwasser permanent zwischen Gehirn und Rückenmark, wodurch beispielsweise Abbauprodukte des Hirnstoffwechsels abtransportiert werden. Liquor fließt aber nicht nur entlang der Hirnhäute und damit um das Gehirn herum, weshalb man diesen Fluss auch „äußeren Liquorraum" nennt. Analog gibt es einen „inneren

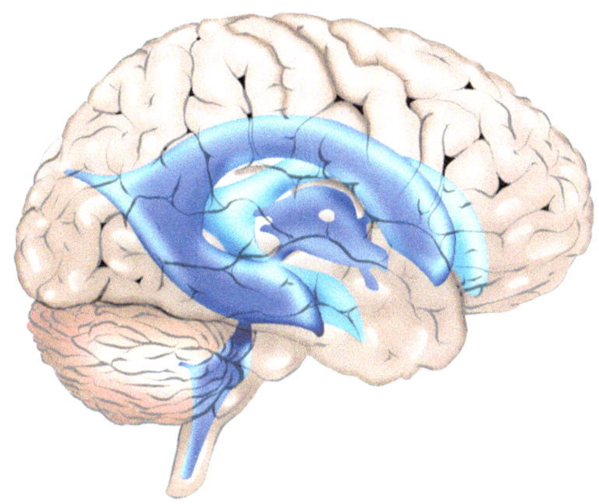

Abb. 2.6 Hirnventrikel als Drainagesystem

Liquorraum", der mitten durchs Gehirn verläuft. Hierfür ist ein Hohlraumsystem integriert, bestehend aus vier Hirnkammern, den Ventrikeln. Sie sind alle miteinander verbunden und mit Hirnwasser gefüllt. Alle Ventrikel befinden sich unterhalb der Mittellinie zwischen den Großhirnhälften. Zwei der Ventrikel umgeben jeweils rechts und links den Hirnstamm. Der dritte und vierte verlaufen hintereinander gereiht parallel zum Hirnstamm in Richtung der Wirbelsäule. Alle vier inneren Hirnkammern sind so mit den Hirnhäuten verbunden, dass der innere Liquorraum mit dem äußeren Liquorraum ein geschlossenes Drainagesystem bildet (Abb. 2.6).

Integriertes Drainagesystem

Wird das Durchflusssystem gestört, z. B. wenn auf einmal die Flüssigkeitsmenge steigt, bedrängt der erhöhte Hirndruck die weiche und druckempfindliche Hirnmasse. Wird dem Überdruck nicht rechtzeitig abgeholfen, hat er fatale Folgen für das ganze zentrale Nervensystem.

Das ist beispielsweise bei Hirnblutungen im Rahmen von Schädelhirntraumata der Fall und wird im nächsten Kapitel besprochen.

Damit soll unser Ausflug in die Welt der Hirnanatomie an dieser Stelle enden. Den versierten Lesern wird nicht entgangen sein, dass Abschnitte des Gehirns wie das Zwischenhirn mit dem Thalamus und Hypothalamus etc. nicht besprochen wurden. Gleiches gilt für Strukturen des Mittelhirns oder Funktionsgruppen wie das Limbischen System oder die Basalganglien.

Dies geschieht aus gutem Grund. Der Ratgeber fokussiert in erster Linie die Vermittlung von Strategien, die den Alltag mit neuropsychologischen Beeinträchtigungen erleichtern sollen. Eine wichtige Voraussetzung für die Umsetzung der praktischen Tipps ist der grobe Einblick in die Architektur des Gehirns und seine Arbeitsweise.

Selbstverständlich sind alle Leser, die sich für die Hirnanatomie begeistern, herzlich ermutigt, sich weiter zu vertiefen. Hierfür finden Sie am Ende des Buchs einige Tipps mit vertiefender Literatur zu diesem Thema.

Die menschlichen Hirnleistungen

C. Kuhn, *Ratgeber Schlaganfall, Schädelhirntrauma und MS*,
https://doi.org/10.1007/978-3-662-57322-8_3

Nachdem die Anatomie des Gehirns beleuchtet wurde, gehen wir in diesem Kapitel einer Frage nach, die von neurologischen Patienten immer gestellt wird: Wieso unterscheiden sich neurologische Krankheiten so sehr voneinander?

Fallbeispiel

Herr S. (49 Jahre) fragt: „Mein Nachbar hatte vor einem Jahr wie ich einen Schlaganfall. Jetzt läuft er topfit durch die Gegend und hat scheinbar nichts. Mein Schlaganfall liegt jetzt schon drei Jahre zurück und ich quäle mich immer noch mit meiner Halbseitenlähmung herum! Dabei ist mein Nachbar sogar 3 Jahre älter als ich! Wie kann das sein?"
Allerdings hat betreffender Nachbar Herr M. seit dem Schlaganfall einen Ausfall seines rechtsseitigen Gesichtsfelds. Er sieht alles, was rechts von ihm ist, viel zu spät oder überhaupt nicht. Seit der Krankheit hat Herr M. Angst, das Haus alleine zu verlassen, weil er als Fußgänger schon einige Male ein von rechts kommendes, abbiegendes Auto übersah und beinahe angefahren wurde. Er musste sich deswegen sogar wüste Beschimpfungen der Autofahrer gefallen lassen. Geht er mit seiner Ehefrau einkaufen, bewirken die vielen Kunden und die Geräuschkulisse so starke Schwindelgefühle, dass er sich manchmal mitten im Supermarkt hinsetzen muss. Es ärgert ihn kolossal, wenn ihn Nachbarn und Freunde darauf ansprechen, warum er seine Arbeit als Elektriker noch nicht wieder aufgenommen habe, obwohl er doch fit und gesund aussehe?

Viele Patienten wie Herr S. sind besonders verunsichert, wenn sie sich mit Mitpatienten oder Bekannten vergleichen, die ebenfalls einen Schlaganfall erlitten. Sie stellen dabei sorgenvoll fest, wie sehr sich ihre Krankheitsfolgen von denen der anderen unterscheiden. Manche reagieren regelrecht entmutigt, wenn sie die rasche Erholung von Mitpatienten beobachten, während sie selbst immer noch gegen Gefühlsstörungen in Armen oder Beinen ankämpfen.

Das Beispiel demonstriert, wie viele Gesichter ein Schlaganfall annehmen kann. Er kann den einen Patienten mit einer halbseitigen Lähmung des Arms, Rumpfs und Beins in den Rollstuhl zwingen. Einen anderen Patienten lässt er äußerlich vermeintlich unversehrt, aber mit einer Halbseitenblindheit, Doppelbildern oder einem Ausfall der Sprache zurück. Der Schlaganfall kann die Arm- und Beinfunktionen verschonen und dafür massive Ausfälle der Konzentrationsfähigkeit oder des Gedächtnisses, bis hin zum kompletten Gedächtnisausfall verursachen. Diese breite Symptomvielfalt ist nicht nur beim Schlaganfall zu beobachten, sondern bei allen Formen von Erkrankungen oder Verletzungen des Gehirns.

Neurologische Erkrankungen haben viele Gesichter

Eine neurologische Erkrankung kann viele Gesichter annehmen! Die Folgeschäden variieren stark von Patient zu Patient. Über die Art der Funktionsausfälle entscheiden alleine jene Areale bzw. Gebiete im Gehirn, die von der Krankheit oder Verletzung betroffen sind. Nicht alle neurologischen Krankheitsfolgen sind auch immer für Außenstehende sichtbar!

Ein schlaffer Arm und nachziehendes Bein oder ein herabhängender Mundwinkel sagen noch nichts darüber aus, was dem betroffenen Menschen widerfahren ist. Dieser kann einem Unfall zum Opfer gefallen sein und eine Hirnblutung erlitten haben, genauso wahrscheinlich kann es sich um die Symptome einer Gehirnentzündung oder eines Schlaganfalls handeln. Hier sind zwei auffallende Aspekte hervorzuheben:

1. Patienten mit denselben neurologischen Diagnosen können sich in ihren Symptomen und Funktionsausfällen sehr voneinander unterscheiden. **Beispiel**: Eine Patientin leidet nach einem Schlaganfall in der linken Hirnhälfte unter einem Sprachverlust. Ein anderer Patient kann sich nach seinem rechtshirnigen Schlaganfall räumlich nicht mehr orientieren, verläuft sich sogar im vertrauten Umfeld ständig. Seine Sprachfähigkeit bleibt verschont.
2. Patienten mit unterschiedlichen neurologischen Krankheiten können Funktionsausfälle gemeinsam haben. **Beispiel**: Eine Patientin mit einer Blutung in der rechten Gehirnhälfte kann sehr ähnliche Ausfälle haben wie ein Patient mit multiple Sklerose, dessen Gehirn sich an mehreren Stellen in der rechten Hirnhälfte entzündet hat. Beide können Störungen der Kraft und Empfindung entlang ihrer linken Körperhälfte haben.

Sowohl Unterschiede als auch Gemeinsamkeiten erklären sich durch die Hirnanatomie, die bei der neurologischen Erkrankung in Mitleidenschaft gezogen wurde. Im letzten Kapitel haben wir bereits angesprochen, dass das menschliche Gehirn hochspezialisiert arbeitet. Jedes Gehirnareal hat seine festgelegten Funktionen und Aufgaben zu erfüllen. Wird ein Areal beschädigt, treten Funktionsstörungen auf, die dem Menschen das Zurechtkommen im Alltag erheblich erschweren.

Beschädigte Gehirnareale entscheiden über Funktionsausfall

Eine einzige neurologische Krankheit kann sehr unterschiedliche Funktionsausfälle verursachen. Andersherum können einige neurologische Krankheiten viele Funktionsausfälle gemeinsam haben.

3.1 Wie organisiert sich das gesunde Gehirn?

Neuropsychologische Funktionen: Wahrnehmen, Denken, Handeln und Fühlen

Im Alltag müssen menschliche Gehirne so einiges leisten, um den Anforderungen des Lebens gerecht zu werden. Nicht nur, dass sie ihre dazugehörigen Körper zielsicher von A nach B bewegen, geradeaus laufen, springen oder die Hände nach Gegenständen greifen lassen. Tagein tagaus wird nachgedacht, geschrieben, Tastaturen bedient, gegessen, geplaudert, gesungen, telefoniert und so einiges mehr. Während der Ausführung all der Aktivitäten muss das Individuum rundum wachsam und aufmerksam sein, damit es quasi sein ganzes Umfeld durchgängig mit den Augen und Ohren abscannen kann. Es muss blitzschnell darüber entscheiden, ob die gerade wahrgenommenen Sinneseindrücke als harmlos oder als Gefahr für Leib und Leben bewertet werden müssen. Je nach Bewertung müssen weitere Handlungen eingeleitet werden, um den Erfordernissen der jeweiligen Situation angemessen zu begegnen.

Klare Arbeitsteilung im Gehirn

Solche alltäglichen Dinge erscheinen gesunden Menschen selbstverständlich. Erst bei Erkrankungen des zentralen Nervensystems wird deutlich, welche Wunderwerke menschliche Gehirne Tag für Tag vollbringen. Wir sprechen konkret von neuropsychologischen Hirnleistungen, die das Gehirn tagtäglich orchestriert. Das breite Spektrum an Fähigkeiten und Leistungen ist nur dadurch möglich, dass im Gehirn klare Zuständigkeiten sowie Arbeitsteilungen herrschen. Nochmals zur Auffrischung die Definition (▣ Abb. 3.1):

Neuropsychologische Funktionen

Funktionen des Gehirns, die das menschliche Wahrnehmen, Denken, Handeln und Fühlen steuern, werden allgemein als neuropsychologische Funktionen bezeichnet. Eine Verletzung oder Erkrankung des Gehirns kann sie beeinträchtigen. Die Neuropsychologie verbindet als interdisziplinäre Wissenschaft die Fächer Neurologie, Biologie und Psychologie miteinander.

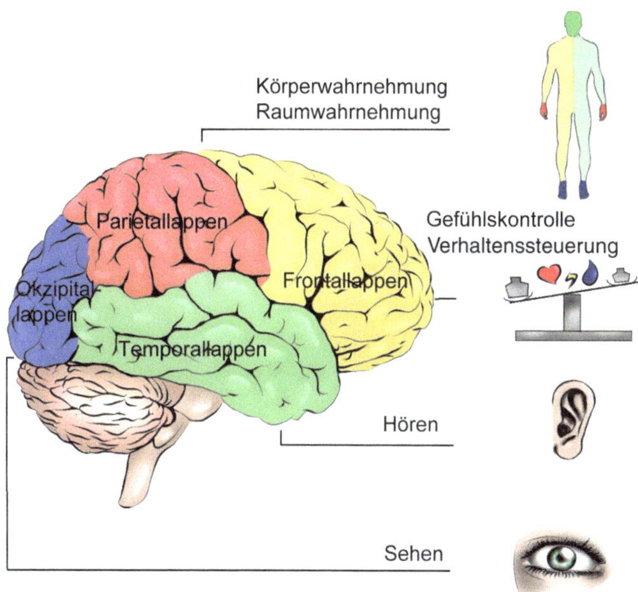

Abb. 3.1 Klare Arbeitsteilung im Gehirn

Wie Abb. 3.1 veranschaulicht, haben alle Großhirnbereiche ihre eigene Zuständigkeit. Die Komplexität der Hirnleistungen wird aber nicht nur vom Großhirn alleine bewerkstelligt. Das Kleinhirn und der Hirnstamm haben ebenfalls ihre festgelegten Funktionen. Gemeinsam mit den Großhirnarealen gewährleisten sie eine funktionstüchtige Körpermotorik, Körpergefühl, zuverlässige Sinneswahrnehmungen, effektive kognitive Funktionen und gesundes Erleben von Emotionen.

Tab. 3.1 bietet eine Übersicht über die neuropsychologischen Funktionen einzelner Hirnregionen.

3.2 Was kann die neuropsychologischen Funktionen stören?

Wie in Tab. 3.1 ersichtlich wurde, sind die einzelnen neuropsychologischen Funktionen mit den für sie verantwortlichen Gehirnarealen fest verbunden. Nimmt die Hirnsubstanz in diesen Gehirnabschnitten Schaden, wird ihre Arbeit gestört und es entwickeln sich Ausfälle in den entsprechenden Funktionen. Folgende Mechanismen können zu neuropsychologischen Störungen führen. Der Einfachheit halber sprechen wir von vier möglichen Schadensfällen:

A. Mangeldurchblutung oder Ausfall der Durchblutung des Hirngewebes.
B. Erhöhter Hirndruck auf das Hirngewebe, z. B. durch Blutung im Gehirn.
C. Bakterielle oder virale Entzündungen des Gehirns und der Nervenfasern, Entzündung und Abbau der Myelinscheide.
D. Intoxikation durch giftig wirkende Substanzen, z. B. Blei oder Quecksilber (seltener).

Tab. 3.1 Arbeitsteilung und Spezialisierung einzelner Gehirnregionen

Gehirnregion	Neuropsychologische Hirnleistungsfunktionen und Aufgaben
Frontallappen	**Bewegungen/Motorik:** Körpermotorik, Feinmotorik (z. B. der Hände oder des Gesichts) Augenmotorik (Willkürbewegung der Augen) **Motorisches Sprachzentrum (vorwiegend linkshirnig):** Vorformulieren von Wortlaut und Entwurf des Satzbaus **Planung und Steuerung von Handlungen:** Entwerfen und Initiieren zielgerichteter Aktionen Unterscheidung von relevanten und irrelevanten Informationen Anpassen von Handlungsabläufen bei Fehlern oder Problemen **Hemmung und Steuerung von Antrieb und Emotionen:** Initiieren oder Unterdrückung von Aktivitäten (Antrieb) Regulation von Wut, Angst, etc. (Emotionen)
Parietallappen	**Körperwahrnehmung**: Berührung, Druck, Schmerz und Temperatur an der Hautoberfläche **Raumwahrnehmung (vorwiegend rechtshirnig)**: Körper-Raum-Beziehung, Schätzen von Abständen, Winkeln, Größen und Positionen von Objekten im Raum, Bewegungssehen
Temporallappen	**Hören:** Erstes bewusstes Wahrnehmen von Höreindrücken **Rechtshirniger Temporallappen:** Analyse nichtsprachlicher Höreindrücke wie Musik, Stimmlagen und Betonungen von gesprochenen Informationen **Linkshirniger Temporallappen**: Verstehen von gesprochener und gelesener Sprache Benennen gesehener Objekte, Gegenstände
Okzipitallappen	**Sehen**: Erstes bewusstes Wahrnehmen von Seheindrücken der Augen Analyse von Formen und Farben **Gesichtererkennung**
Kleinhirn	**Koordination** von Körpermotorik und Feinmotorik, Gleichgewicht Zielgerichtete Blickbewegung und Hand-Augen-Abstimmung
Hirnstamm	**Zentralsteuerung** von Vitalfunktionen: Atmung, Herzschlag, Reflexe **Regulation** von Wachheit und Aufmerksamkeit **Verschaltung** der 12 Hirnnervenpaare zur Sinneswahrnehmung

Betrachten wir nur die drei häufigsten Schadensfälle A, B und C im Zusammenhang mit dem Schlaganfall, Schädelhirntrauma sowie der multiple Sklerose. Es sollen hierbei nicht die medizinischen Erklärungsmodelle im Fokus stehen, sondern die schädigenden Mechanismen, die letztendlich in neuropsychologische Hirnleistungsfunktionen münden.

3.2.1 Der Schlaganfall

Der Schlaganfall fasst zunächst nur als Oberbegriff alle Arten von Durchblutungsstörungen des Gehirns zusammen. Er sagt aber noch nichts über Ursachen oder Ort des Geschehens aus. Rund 80 % aller Schlaganfälle werden durch den Verschluss eines Hirngefäßes verursacht. Man spricht in diesen Fällen von einem ischämischen Hirninfarkt.

Schlaganfall nur Oberbegriff

Bei den restlichen 20 % sind spontan auftretende Blutungen innerhalb des Gehirns oder aus den Hirnhäuten heraus verantwortlich für den Schlaganfall. In diesen Fällen spricht man von einem hämorrhagischen Hirninfarkt, mit anderen Worten von einer Hirnblutung.

Schlaganfall = Hirninfarkt

Definition

Ischämisch = nicht durchblutet
Hämorrhagisch = blutend

Bei einem ischämischen Hirninfarkt kommt es aus verschiedenen Gründen an einer oder mehreren Stellen des Hirnblutkreislaufs zur Unterbrechung der Blutversorgung. Der Blutfluss kann beispielsweise durch eine verschlossene Halsschlagader (sog. Stenose) gestört werden. Der Körper kann zerebrale Durchblutungsstörungen kompensieren und das vom Absterben bedrohte Hirngewebe vor Schaden bewahren. Dieser Ausgleich ist nur zeitlich begrenzt und bis zu einem gewissen Grad der Unterversorgung möglich. Der anhaltende Sauerstoffmangel bringt nach und nach alle Funktionen, die mit dem unterversorgten Hirnareal verbunden sind, zum kompletten Erliegen. Es tritt ein ischämischer Hirninfarkt, damit der Schadensfall A ein.

Definition

Zerebral = zum Gehirn gehörend oder das Gehirn betreffend
Zerebrale Durchblutungsstörungen = Durchblutungsstörungen des Gehirns

80 % der Hirninfarkte gehen auf ein nicht mehr durchblutetes Gefäß zurück. Spontane Blutungen im Gehirn sind Ursachen für 20 % der Schlaganfälle

3

Erinnern wir uns an den Verteilerring des Hirnblutkreislaufs aus ▶ Kapitel 2. Er transportiert Sauerstoff und Glukose an das Großhirn und Kleinhirn sowie den Hirnstamm. Der Verteilerring wird von den drei Haupthirnarterien gebildet. Weist eine der drei Hirnarterien Durchblutungsstörungen auf, entsteht in ihrem Versorgungsgebiet ein ischämischer Hirninfarkt. Die verantwortliche Hirnarterie ist jeweils Namensgeber für den „Hirninfarkttypus".

Hirninfarkttypus nach verantwortlicher Hirnarterie benannt

Daher heißt ein Schlaganfall im vorderen (=anterioren) Versorgungsgebiet Anteriorinfarkt. Wie wir aus dem letzten Kapitel wissen, versorgt die vordere Hirnarterie den Frontal- und Parietallappen. ◘ Tab. 3.1 entnehmen wir, dass bei ihrem Ausfall mit Störungen der Körper- und Sprechmotorik zu rechnen ist. Weiterhin können Veränderungen des emotionalen Erlebens, Verhaltens, und damit der gesamten Persönlichkeit auf den Anteriorinfarkt folgen.

Anteriorinfarkt

Betrifft die Durchblutungsstörung Versorgungsgebiete der mittleren Hirnarterien (◘ Abb. 3.2), kommt es zu einem Mediainfarkt (media = mittlere). Da diese sowohl den Frontal- und Parietallappen als auch den Temporallappen mit Blut versorgen, muss mit weitreichenden Folgen gerechnet werden. Ist die rechte mittlere Hirnarterie betroffen, können auf der linken Körperseite Lähmungen und Gefühlsstörungen auftreten. Ist die linke mittlere Hirnarterie betroffen, können Sprachausfälle,

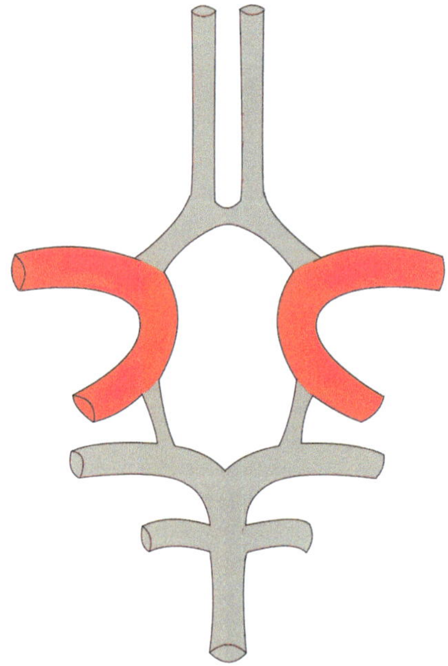

◘ **Abb. 3.2** Verlauf der mittleren Hirnarterien

Lähmungen und Gefühlsstörungen der rechten Körperseite als Folgeerscheinung eintreten (◻ Abb. 3.2).

Mediainfarkt

Als Posteriorinfarkte werden Schlaganfälle im Versorgungsbereich der hinteren (=posterioren) Hirnarterien bezeichnet. Da sie in erster Linie den Okzipitallappen durchbluten, können Durchblutungsstörungen in diesem Versorgungsgebiet zu Ausfällen des Gesichtsfelds, der Erkennung von Gegenständen oder Gesichtern führen. Außerdem können feinmotorische Bewegungen oder das Gleichgewicht beschädigt werden und ein verwaschenes Sprechen eintreten. ◻ Abb. 3.3 erinnert an die Lage der Arterie cerebri posterior.

Posteriorinfarkt

◻ Tab. 3.2 fasst alle Hirninfarktstypen zusammen und setzt sie mit betroffenen Hirnarterien sowie zu erwartenden Funktionsstörungen in Beziehung.

Rund 20 % der Schlaganfälle gehen ursächlich auf eine Blutung mitten im Gehirn oder aus den Hirnhäuten zurück. Es sind hämorrhagische Hirninfarkte. Die Blutungen werden auch allgemein als intrazerebrale Blutungen bezeichnet. Hirnblutungen gehen meist mit plötzlich einschießenden, heftigen Kopfschmerzen und starker Übelkeit einher. Meist verlieren die Patienten nach kurzer Zeit das Bewusstsein.

Aneurysmen: Häufige Ursache für Hirnblutungen

Intrazerebrale Blutungen setzen spontan ein und werden nicht durch eine äußere physikalische Kraft wie einen Schlag oder einen Sturz auf den Kopf verursacht. Der häufigste Grund

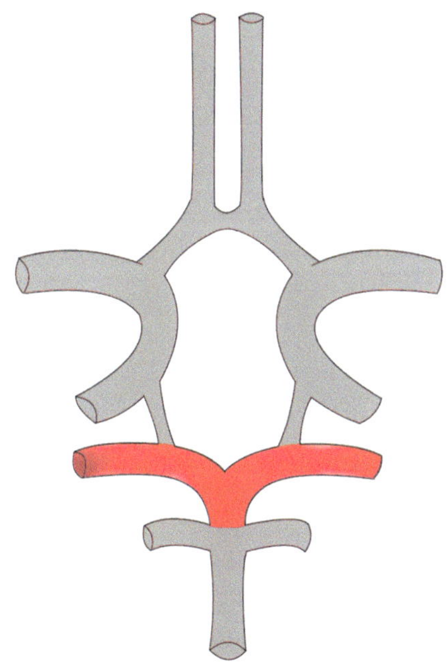

◻ **Abb. 3.3** Verlauf der hinteren Hirnarterien

3

Tab. 3.2 Hirninfarkte, betroffene Hirnhauptarterien und Hirnleistungsfunktionen

Unterschiedliche Bezeichnungen für Hirninfarkte		
Hirninfarkttypus	**Betroffene Hirnarterie**	**Funktionsstörungen**
Anteriorinfarkt	Arteria cerebri anterior = vordere Hirnarterie	Störung der Motorik Störung des Antriebs und der Emotionen
Mediainfarkt	Arteria cerebri media = mittlere Hirnarterie	Störung der Motorik und Sensibilität Störung der Sprache (linkshirnig) oder Raumwahrnehmung (rechtshirnig)
Posteriorinfarkt	Arteria cerebri posterior = hintere Hirnarterie	Sehstörungen und Störungen des Erkennens von Objekten oder Gesichtern Störungen der Koordination der Feinmotorik und des Gleichgewichts

für Spontanblutungen ist das Einreißen eines Hirnaneurysmas. Aneurysmen sind sackartige Ausstülpungen an einer Gefäßwand, z. B. an einer Hirnarterie. Mit der Zeit füllen sich diese immer mehr mit Blut. Durch die steigende Gewichtslast kann das Gefäß nachgeben und einreißen. Man spricht dann von einer Ruptur des Aneurysmas. Hirnaneurysmen siedeln sich häufig im Bereich der vorderen (=anterioren) Hirnarterien an, und zwar dort, wo die linke und rechte vordere Hirnarterie zusammenlaufen. Diese Stelle wird als Arteria communicans anterior bezeichnet (Abb. 3.4).

Intrazerebral = innerhalb des Gehirns

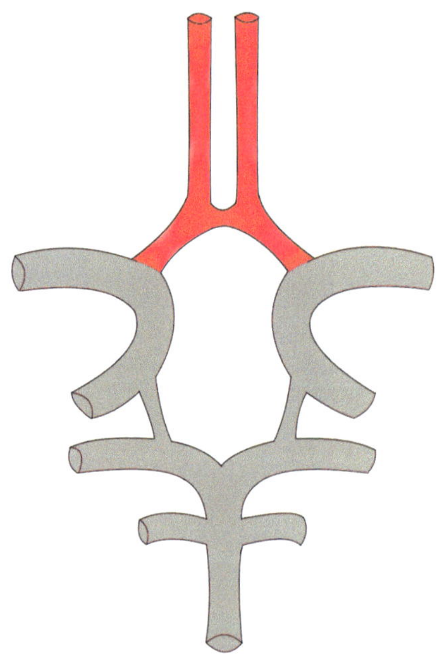

Abb. 3.4 Verlauf der vorderen Hirnarterien

Entlang der Meningen, also der Hirnhäute, können sich ebenfalls Aneurysmen bilden, die im Laufe der Zeit reißen und intrazerebrale Blutungen entfalten.

Reißt im Gehirn ein Blutgefäß, entsteht wie überall am Körper ein Hämatom, ein Bluterguss. Das wäre an sich nicht tragisch, gäbe es da nicht ein Platzproblem durch den festen Schädel. Stößt man sich z. B. den Arm oder das Schienbein, kann sich der Bluterguss nach allen Seiten beliebig ausdehnen. Im Gehirn drückt das austretende Blut auf das umliegende Hirngewebe, das aber nur begrenzt ausweichen kann. Je mehr Blut ausströmt und auf die Hirnmasse drückt, desto fester wird das gesunde Hirngewebe „zusammengequetscht". Durch den wachsenden Hirndruck auf das Hirngewebe wird es immer weniger durchblutet und stirbt nach und nach ab. Hier tritt der Schadensfall B ein.

Bluterguss drückt auf Hirngewebe

Bei einer Druckerhöhung kann das Gehirn nicht zu den Seiten ausweichen, da der knöcherne Schädel es daran hindert.

Der wachsenden Druckmasse aus Gehirn und Flüssigkeitsansammlung bleibt als einziger Ausweichweg der Weg nach unten zum Hirnstamm. Das hirneigene Drainagesystem ist mit dem wachsenden Gewicht überfordert, die Hirnkammern oder Ventrikel geben unter der wachsenden Last nach und erdrücken den Hirnstamm. Wie wir in ► Kap. 2 erfahren haben, hat ein Schaden am Hirnstamm fatale Folgen für die Betroffenen. Im dramatischsten Fall führt eine schwere Hirnstammverletzung in kurzer Zeit zum Kreislaufstillstand und Tod.

Welche Schäden eine Hirnblutung verursacht, hängt genau wie bei den ischämischen Hirninfarkten vom Ort des Geschehens ab. Beschädigt die Hirnblutung Teile des linken Temporallappens, kann ein Ausfall des Sprachverstehens oder des Hörens auftreten. Beschädigt die Blutung große Teile des rechten Frontal- und Parietallappens, kann dieses Lähmungen des linken Arms und Beins zur Folge haben.

Betroffenes Gehirnareal entscheidet über Ausfälle

3.2.2 Das Schädelhirntrauma

Bei einem Schädelhirntrauma ist ein möglicher schädigender Hauptmechanismus ebenfalls die Einblutung in das Gehirn und der darauffolgende entgleisende Hirndruck. Anders als bei der spontanen Hirnblutung wirkt bei einem SHT eine äußere Gewalt durch einen Schlag, einen Stoß oder Sturz auf

Schädelhirntrauma = SHT

Offenes oder geschlossenes SHT

Drei Schweregrade

den Kopf und damit auf das Gehirn ein. Der Schädel kann an der Auftreffstelle zerbersten und die darunter liegenden Hirnhäute können dabei zerreißen. Wird die oberste harte Hirnhaut, die Dura mater, eingerissen, spricht man von einem offenen Schädelhirntrauma, weil die schützenden Hirnhäute verletzt wurden und das Gehirn offenlegen. Bleibt die Dura mater intakt, spricht man von einem geschlossenen Schädelhirntrauma.

Das Schädelhirntrauma wird in drei Schweregrade eingeteilt. Grad I entspricht einer leichten Gehirnerschütterung, Grad II einer Verletzung ohne folgende Funktionsausfälle. Als SHT vom Grad III werden schwere Verletzungen des Schädels und Gehirns mit vielen Spätfolgen eingestuft.

Bei allen Schädelhirntrauma werden Schädel und Gehirn einer Erschütterung, einem Schlag und ggf. massiven Beschleunigungen ausgesetzt. In Abhängigkeit des Schweregrades können sich daraus folgende Substanzdefekte im und am Gehirn ergeben:

Substanzdefekte am/im Gehirn

- An der Auftreffstelle reißen in den Hirnhäuten eines oder mehrere Blutgefäße ein
- An der gegenüberliegenden Seite zur Auftreffstelle reißen in den Hirnhäuten eines oder mehrere Blutgefäße ein. Verantwortlich dafür sind extreme Rotations- und Scherkräfte, denen die Hirnmasse ausgesetzt ist
- Innerhalb der Hirnhäute bleiben die Blutgefäße intakt. Es tritt durch Risse Liquor aus den Hirnhäuten, der sich verkapselt und auf die Hirnmasse drückt
- Keine Blutung, kein Liquoraustritt nachweisbar. Das Gehirn erlitt durch Rotations- und Scherkräfte Prellungen und diffuse Quetschungen, sog. diffuse axonale Schäden, die sich wie minimale Durchblutungsstörungen auswirken können

Damit wird ersichtlich, dass je nach Art der Verletzung bei einem Schädelhirntrauma Schadensfall A, B und C eintreten kann. Genauso wie bei den verschiedenen Formen des Schlaganfalls entscheiden auch bei Schädelhirntrauma die beschädigten Gehirnareale über die Funktionsausfälle.

Ein Patient mit schwerem Schädelhirntrauma kann eine Lähmung seiner rechten Körperhälfte beklagen, wenn seine linke Großhirnhälfte beim SHT verletzt wurde. Eine andere

Patientin kann eine Halbseitenblindheit davontragen, weil der Okzipitallappen am Hinterhaupt beim Unfall verletzt wurde und damit die Sehfunktionen des Gehirns nachhaltig gestört werden.

3.2.3 Die multiple Sklerose

Der zentrale Krankheitsmechanismus einer multiplen Sklerose ist die Demyelinisierung. Dabei löst sich die Myelinscheide durch wiederholte Entzündungen mit der Zeit auf. Ihr Abbau hat für die hochempfindlichen Nervenfasern schwerwiegende Folgen. Diese verlieren ihre Schutzschicht, die durch das Eiweiß und Fett des Myelins gebildet wird. Dadurch geht nicht nur der isolierende Effekt, wie bei einem Strom- oder Glasfaserkabel, verloren. Die Myelinscheide hat auch eine signalverstärkende Wirkung auf die Nervenfasern. Ihre Zerstörung hat eine verlangsamte Weiterleitung der Nervenimpulse zur Folge. Die entzündeten und aufgelösten Stellen entlang der Nervenfasern werden auch als Entmarkungsherde bezeichnet. Am Ort der Entzündungen entstehen Vernarbungen, die wiederum die Durchblutung des umliegenden Gehirngewebes behindern können. Somit liegt bei einer MS primär der Schadensfall C vor, der aber im Verlauf der Zeit den Schadensfall A nach sich ziehen kann.

Multiple Sklerose = MS; Demyelinisierung

Die multiple Sklerose kann unterschiedliche Verlaufsformen annehmen. Manche Betroffene erleben sie schubartig, andere wiederum haben keine erkennbaren Entzündungsepisoden, sondern sind chronisch betroffen. Es wird in diesem Fall von einer chronisch progredienten MS gesprochen. Nicht selten werden Patienten von einem einzigen Entzündungsfall überrascht, ohne dass sich daraus eine multiple Sklerose voll entfaltet.

Verschiedene Verlaufsformen

Die Demyelinisierung kann überall im Gehirn einsetzen, wo sich Nervenfasern und damit eine Myelinschicht befinden. Gerade zu Beginn der multiplen Sklerose ist der Sehnerv am häufigsten betroffen. Das führt zu Sehstörungen, die über Nacht auftreten, aber genauso rasch wieder abklingen können. Auch die untersten Schichten des Großhirns, die den Hirnstamm und die Hirnkammern umgeben, können vom Abbauprozess des Myelins beeinträchtigt werden. Entsprechend entwickeln sich dadurch Sensibilitätsstörungen am Körper, wie z. B. Missempfindungen wie Kribbeln, Taubheits- und Kältegefühle in Armen, Beinen etc. Sind Gehirnareale, die für die Körpermotorik verantwortlich sind, von der Demyelinisierung befallen, können schlaffe

Lähmungen einer Körperseite sowie Stand- und Gangstörungen beklagt werden. Das betrifft v. a. Teile des Frontallappens und Parietallappens, aber genauso kann sich die Myelinscheide um die Nervenfasern des Rückenmarks entzünden und auflösen.

Demyelinisierung im Gehirn und Rückenmark möglich

Da das gesamte Zentralnervensystem, also Großhirn, Kleinhirn, Hirnstamm und Rückenmark von der scheinbar diffus und wahllos auftretenden Demyelinisierung angegriffen werden kann, ist auch die Bandbreite an körperlichen und neuropsychologischen Störungen außergewöhnlich groß. Aus diesem Grund wird die multiple Sklerose oft als die Krankheit mit den tausend Gesichtern bezeichnet.

MS: Krankheit mit tausend Gesichtern

Die tausend Gesichter hat die multiple Sklerose mit allen neurologischen Erkrankungen gemeinsam. Wie wir in diesem Kapitel sahen, entscheiden die entzündeten, eingebluteten oder nicht mehr durchbluteten Gehirnareale über Intaktheit oder Versehrtheit von Funktionen der Bewegung und Wahrnehmung, des Denkens, Handelns und Fühlens.

Aufmerksamkeit und Konzentration: Warum bin ich nicht mehr belastbar?

C. Kuhn, *Ratgeber Schlaganfall, Schädelhirntrauma und MS*,
https://doi.org/10.1007/978-3-662-57322-8_4

Fallbeispiel

„Ich habe mich unheimlich auf den Besuch gefreut. Meine Eltern und meine zwei besten Freundinnen haben sich zum Kaffee angekündigt. Nach beinahe 4 Monaten im Krankenhaus und der Reha habe ich sie alle wirklich sehr vermisst. Meine Eltern kamen zwar regelmäßig in die Klinik, aber viel Zeit zum Erzählen hatten wir nicht. Deswegen war ich ganz aufgeregt, alle wieder um mich zu haben und zu erfahren, was sonst so in den letzten Monaten passiert ist. Doch kaum war der Besuch da, es verging vielleicht so knapp eine halbe Stunde, ertappte ich mich dabei, dass ich gar nicht zuhörte. Zuerst fiel es mir gar nicht selbst auf, bis mein Mann mich etwas besorgt anschaute. Da merkte ich, dass ich nervös auf meinem Stuhl hin und her rutschte und mich kaum am Gespräch beteiligte. Als so ungefähr eine Stunde vergangen war, spürte ich, wie ich richtig aggressiv wurde. So ungehalten, das kenne ich gar nicht von mir. Ich habe mich wirklich sehr zusammengerissen. Habe versucht, mir nichts anmerken zu lassen, aber meine Nervosität war kaum zu übersehen. Ich schäme mich und habe Angst, dass Menschen, die mir so wichtig sind, jetzt denken könnten, ich habe kein Interesse an ihnen und dass ich meine Krankheit vorschiebe, um nicht mit ihnen reden zu müssen."

(Carina, 39 Jahre, erlitt 2016 einen Hirnstamminfarkt)

4.1 Was ist das Problem?

So wie Carina ergeht es ungefähr 80 % aller Menschen nach einer neurologischen Krankheit. Sie leiden unter Aufmerksamkeitsstörungen. Gerade in den ersten 6 bis 8 Monaten nach der akuten Erkrankung ist es nicht ungewöhnlich, dass neurologisch Erkrankte nach etwa 10 bis 15 Minuten leichter Beanspruchung einen Aufmerksamkeitsabfall erfahren. Wenn sie sich auf ein Gespräch konzentrieren, die Tageszeitung überfliegen, selbst wenn sie einer angenehmen Fernsehunterhaltung folgen wollen, sind sie innerhalb kurzer Zeit müde. Es handelt sich aber weniger um eine schläfrige Müdigkeit, die nach einem kurzen Schlaf verschwindet. Vielmehr zeigt sich die Müdigkeit in unterschiedlicher Gestalt. Während bei den einen die Gedanken abschweifen und sie beispielsweise mitten im Gespräch verstummen und mit leerem Blick vor sich schauen, werden andere geräuschempfindlich. Sie nehmen das Stimmengewirr und Geräusche anderer Menschen um sich herum als aufdringlich oder sogar schmerzhaft wahr. Einige werden ungehalten und ziehen sich gereizt zurück.

Aufmerksamkeitsstörung in 80 % der Fälle; Nervosität, Gereiztheit, schnelles Desinteresse

Intuitiv reagieren die Menschen oft mit Ermahnungen zur Selbstdisziplin, mit anderen Worten zwingen sie sich dazu, sich noch mehr zu konzentrieren und anzustrengen. Das führt aber meistens dazu, dass die körperliche Kondition noch schneller nachlässt.

Natürlich kommen die Aufmerksamkeitsstörungen erst recht zum Tragen, wenn die Betroffenen wieder einen normalen Alltag bewältigen müssen, auf der Arbeit sind, die Familie versorgen oder ihrem Sozialleben nachgehen. Sie stellen immer wieder fest, dass sie beileibe nicht mehr so belastbar wie vor der Krankheit sind, so sehr sie sich auch anstrengen.

Neuropsychologen sprechen vom Problem der vorschnellen konzentrativen Erschöpfung bzw. von Aufmerksamkeitsstörungen. Werden die Patienten nicht rechtzeitig darüber informiert, dass es sich um häufige Aufmerksamkeitsstörungen handelt, können sich aus der tagtäglich wiederholten Erfahrung der Minderbelastbarkeit Gefühle von Hilflosigkeit und Depression entwickeln.

Vorschnelle Erschöpfung

4.2 Was ist Aufmerksamkeit?

Neuropsychologische Aufmerksamkeitsmodelle definieren die menschliche Aufmerksamkeit als eine Kombination aus vier unterschiedlichen Aufmerksamkeitsfunktionen, wie Abb. 4.1 veranschaulicht.

Vier Komponenten

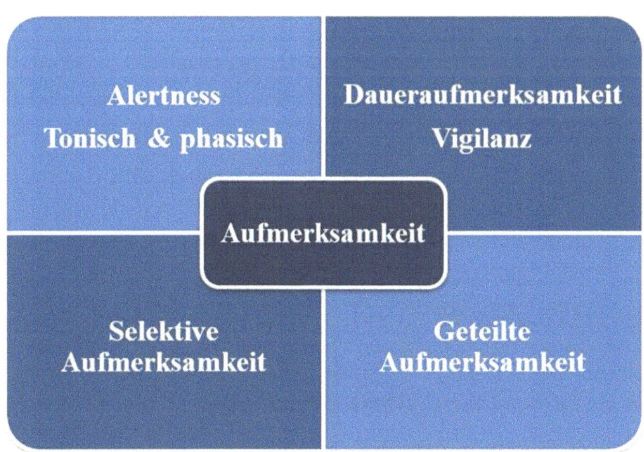

Abb. 4.1 Vier Komponenten der Aufmerksamkeit

4.2.1 Wachheit und Alertness-Funktionen

Alertness = Wachheit

Die Funktion „Alertness“ bedeutet wörtlich übersetzt „Wachheit“. Es wird zwischen der tonischen und phasischen Alertness-Funktion unterschieden. Mit der tonischen Wachheit ist die psychophysiologische Reaktionsbereitschaft des Gehirns gemeint. So wie die Muskulatur eine Grundspannung braucht, um sich schnell zu aktivieren, braucht auch das Gehirn eine solche Spannung. Nur wache, aufmerksame Menschen können ihre Umgebung wahrnehmen und bei Bedarf schnell reagieren.

Unter der phasischen Alertness oder Wachheit versteht man die gezielt hervorgerufene Reaktionsbereitschaft. Erregt ein bestimmter Reiz die Aufmerksamkeit, nimmt sie kurzfristig an Intensität zu und versetzt das Individuum in Reaktionsbereitschaft. Das kann z. B. ein lauter Ton oder ein plötzlich einschießender Gedanke sein, der den Reiz setzt.

4.2.2 Daueraufmerksamkeit und Vigilanz

Daueraufmerksamkeit

Muss die Aufmerksamkeit über mehrere Stunden konstant aufrechterhalten werden, ist die Daueraufmerksamkeit gefordert. Beispiel: Im Frontalunterricht muss man über mehrere Stunden aufmerksam dem Geschehen folgen (Schule, Fortbildungen etc.).

In Ergänzung zur Daueraufmerksamkeit gibt es noch die Funktion der Vigilanz. Diese ist gefordert, wenn die Aufmerksamkeit zwar über mehrere Stunden aufrechterhalten werden muss, aber nicht wirklich viel „Aufregendes“ passiert. Beispiel: eine lange Zugfahrt oder Autobahnfahrt u. Ä.

4.2.3 Selektive Aufmerksamkeit

Selektive Aufmerksamkeit = Konzentration

Mit dem Begriff der „selektiven Aufmerksamkeit“ ist die Konzentrationsfähigkeit im herkömmlichen Sinne gemeint. Die Aufmerksamkeit selektiv einzusetzen bedeutet, dass wir aus einer Flut von Reizen oder Informationen gezielt nur jene herausfiltern, die aktuell für uns relevant sind. Alles Irrelevante muss dabei ignoriert werden.

4.2.4 Geteilte Aufmerksamkeit

Wenn mehrere Dinge gleichzeitig erledigt werden müssen und unsere Aufmerksamkeit erfordern, müssen wir alle Reize und Informationen gleichberechtigt beachten, damit nichts übersehen oder überhört wird. Ein prominentes Beispiel für die Teilung der Aufmerksamkeit ist das Multitasking.

Geteilte Aufmerksamkeit = klassisches Multitasking

Jede der vier Komponenten der Aufmerksamkeit kann durch eine neurologische Erkrankung einzeln oder kombiniert beschädigt sein. Im schwersten Fall einer Aufmerksamkeitsstörung sind alle vier Komponenten auffällig verlangsamt.

Jede Komponente kann einzeln beschädigt sein

4.3 Wie kommt es zu Aufmerksamkeitsstörungen?

Aufmerksamkeitsleistungen werden von sehr vielen unterschiedlichen Gehirnarealen gelenkt und weitgefächerten, neuropsychologischen Funktionsnetzwerken beeinflusst. Das erklärt die Häufigkeit, mit der sie neurologischen Patienten das Leben schwermachen. Mindestens eine der beteiligten Strukturen nimmt durch die neurologische Erkrankung oder Verletzung immer Schaden.

Bei fast allen neurologischen Patienten liegt eine psychomotorische Verlangsamung vor, verbunden mit einer erhöhten Ablenkbarkeit. In entsprechenden Untersuchungen zeigen sich überdurchschnittlich lange Reaktionszeiten im Bereich der Alertness-Funktionen. Bei Multitasking-Aufgaben unterlaufen den Patienten überdurchschnittlich viele Fehler, sie übersehen Aufgaben und reagieren im Vergleich zu Gesunden wesentlich langsamer.

Verlangsamung und Ablenkbarkeit

Die Betroffenen selbst erleben sich nicht als verlangsamt, es fällt ihnen eigentlich nicht direkt auf, dass sie für alle Tätigkeiten viel länger brauchen als früher. Sie stellen nur verwundert fest, wie viel schneller sie erschöpft sind, „obwohl sie nichts Besonderes getan" haben. Was sie aber recht früh bemerken, ist ihre Ablenkbarkeit. Sie macht es ihnen schwer, bei einer Sache zu bleiben. Die Aufmerksamkeit schweift schnell ab. Das kann durch einen äußerlichen Reiz wie die Gegenwart einer anderen Person oder durch eigene Gedankengänge ausgelöst werden. Betroffene berichten, dass oft „einfach der Gedankenfaden reißt", während sie sich gerade mit jemandem unterhalten oder eine Alltagsarbeit ausführen.

Betroffene nehmen ihre eigene Verlangsamung nur indirekt wahr

Die Ursache für die vorschnelle Erschöpfung liegt darin, dass verlangsamte Menschen für alle Alltagstätigkeiten das Mehrfache an Aufmerksamkeit und damit auch an Energie brauchen. Wenn zusätzlich durch Lähmungen, Sehstörungen etc. das Zurechtkommen erschwert wird, baut sich die

Aufmerksamkeitsreserve umso rascher ab. Gleichzeitig kann der Körper durch die neurologische Krankheit noch nicht die nötige Kondition zur Verfügung stellen. Viele leiden auch unter Schlafstörungen, sodass sich die erwünschte Erholung nicht mehr einstellt und die Reserven nicht mehr ausreichend aufgebaut werden. In der Folge stellen sich Zustände einer permanenten Erschöpfung ein, die sowohl mental als auch körperlich spürbar sind. Die dauerhafte Erschöpfung wird auch als chronisches Fatigue-Syndrom bezeichnet, das häufig im Zusammenhang mit multipler Sklerose ein zentrales Hindernis im Alltagsleben betroffener Menschen darstellt. Fatigue ist das französische Wort für Müdigkeit oder Erschöpfung.

Chronisches Fatigue-Syndrom = chronisches Erschöpfungssyndrom

Durchschnittlich 3 Jahre für Wiederherstellung

Störungen der Alertness-Funktionen können sich innerhalb des ersten Jahres deutlich erholen. Trotzdem bleibt die allgemeine psychomotorische Verlangsamung im Durchschnitt 18 bis 36 Monate lang ein ständiger Alltagsbegleiter. Als am hartnäckigsten erweist sich die gestörte Fähigkeit zur Aufmerksamkeitsteilung. Das heißt, noch lange Zeit nach einer neurologischen Krankheit sind viele Betroffene überfordert, sobald mehrere Anforderungen gleichzeitig auf sie einströmen.

4.4 Wen betreffen Aufmerksamkeitsstörungen?

Bei Menschen mit folgenden neurologischen Erkrankungen treten mit einer hohen Wahrscheinlichkeit Aufmerksamkeitsstörungen auf:

Krankheiten mit Aufmerksamkeitsstörungen

1. Schlaganfälle im Bereich der vorderen und mittleren Hirnarterien, insbesondere nach rechtshirnigen Anteriorinfarkten und Mediainfarkten
2. Schädelhirntraumata mit Blutungen im Bereich des Frontallappens, Temporallappens, Parietallappens und des Hirnstamms
3. Hirnstammverletzungen, z. B. nach Herzstillstand, Koma
4. Multiple Sklerose mit chronischem Fatigue-Syndrom

4.5 Was können Betroffene tun?

Um Aufmerksamkeitsproblemen zu begegnen, muss ein Wechsel zwischen Anspannung und Entspannung konsequent eingehalten werden. Der Umgang mit der Zeit muss neu organisiert werden. Was immer getan wird, ob ein anspruchsvolles Buch gelesen oder Gartenarbeit verrichtet wird, es muss nach spätestens 30 Minuten eine Pause eingelegt werden. Diese Strategie erscheint auf dem ersten Blick kontraintuitiv, weil sich viele Menschen denken: „Wenn ich schon mal dabei bin und mich noch fit genug fühle, ziehe ich es doch besser durch, dann habe ich diese eine Arbeit erledigt und hinter mir!". Die Schwierigkeit ist aber, dass sich bei einer neurologischen Erkrankung die Strategie, eine Tätigkeit „am Stück" durchzuziehen, fast immer rächt. Auf eine solche Anstrengung folgt eine lange Phase tiefer Erschöpfung mit einem hohen Ruhebedarf, den viele Patienten frustriert als „Absturz" erleben. Das liegt daran, dass Konzentrationsressourcen durch die Krankheit extrem reduziert sind und sich nur äußerst langsam erholen.

Knappe Ressourcen einteilen

Um solche Abstürze zu vermeiden, müssen die knappen Ressourcen neu eingeteilt werden, die Dauer von Anstrengung muss individuell angepasst werden. Auf eine Anspannung muss eine Entspannung von 10 bis 15 Minuten folgen. Unabhängig von der zu verrichtenden Tätigkeit. Nur wenn konsequent vermieden wird, dass das Gehirn immer wieder erschöpft ist und sich entsprechend sehr lange erholen muss, kann die Belastbarkeitsgrenze mit der Zeit immer mehr ausgeweitet werden (Abb. 4.2).

Ohne Pause geht nichts mehr

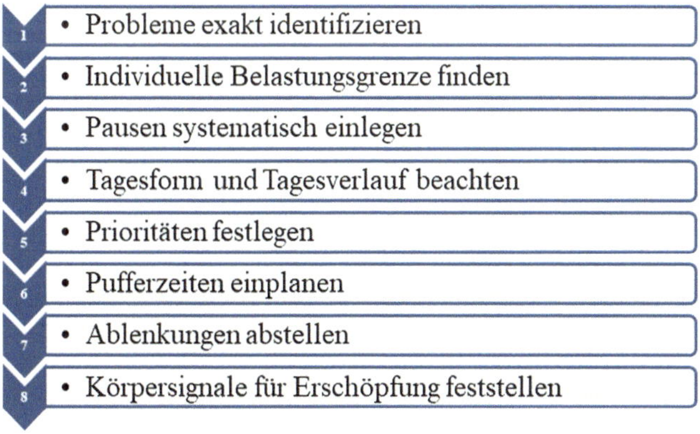

1. Probleme exakt identifizieren
2. Individuelle Belastungsgrenze finden
3. Pausen systematisch einlegen
4. Tagesform und Tagesverlauf beachten
5. Prioritäten festlegen
6. Pufferzeiten einplanen
7. Ablenkungen abstellen
8. Körpersignale für Erschöpfung feststellen

Abb. 4.2 Strategien zur Problemlösung

Problem identifizieren

Probleme eingrenzen

Feststellen, welche der vier Aufmerksamkeitskomponenten am stärksten betroffen ist. Zuverlässigen Aufschluss gibt eine gründliche neuropsychologische Untersuchung. Hilfreich ist auch die eigene Alltagsbeobachtung. Folgende Fragen sollten gestellt werden:

a. Werde ich schneller müde als vor der Krankheit/vor dem Unfall?
b. Fühle ich mich überfordert oder genervt, obwohl eigentlich nicht viel passiert?
c. Kann ich gut mit meinen Gedanken bei einer Sache bleiben?
d. Lasse ich mich schneller ablenken als früher?
e. Muss ich häufiger und länger schlafen als früher?
f. Fühle ich mich nach dem Schlafen ausgeruht?

Persönliche Belastungsgrenze feststellen

5 Minuten früher aufhören

Die individuelle Belastungsgrenze feststellen und mindestens 5 Minuten davor pausieren! Der klinischen Erfahrung nach liegt die Belastungsgrenze in den ersten sechs Monaten nach der Akuterkrankung bei ca. 20 Minuten. Die Grenze kann auf 10 bis 15 Minuten sinken, wenn eine Tätigkeit oder Aufgabe hohe Konzentration erfordert. Auch wenn man scheinbar „nichts besonders Anspruchsvolles" macht, wie Zeitung lesen oder mit Besuchern plaudern etc., sollte die Uhr immer im Blick bleiben. Wenn möglich, zur Erinnerung eine Küchenuhr oder den Timer am Smartphone auf 15 Minuten stellen, wenn man weiß, dass man ab ca. 20 Minuten Beschäftigung anfängt, mit den Gedanken abzuschweifen.

Systematische Pausen

Kurz vor der persönlichen Belastungsgrenze eine Pause von ca. 10 Minuten einlegen! Auch wenn man sich noch recht fit fühlt und von Müdigkeit weit und breit noch keine Spur ist. Das ist sogar optimal. Das Pausieren bevor die Müdigkeit erreicht ist, verhindert die Erschöpfung. Ist man nämlich einmal erschöpft, benötigt das Gehirn mehrere Stunden bis zu einem halben Tag, um sich zu regenerieren. Hört man aber kurz davor auf, kann das Gehirn seine Reserven „neu aufladen".

Mit Pausen ist nicht gemeint, sich hinzulegen oder zu schlafen! Das lässt sich ohnehin im Alltag kaum verwirklichen. Im Gegenteil: Während der knapp zehnminütigen Pause sollte man aufstehen, in einen anderen Raum gehen und etwas Belangloses wie Tee kochen etc. tun.

Entscheidend ist das bewusste Verlassen der Situation, in der man sich gerade konzentrieren musste. Diese Art der Pause lässt sich am Arbeitsplatz am ehesten und vor allem unauffällig realisieren.

Pausen, Pausen, Pausen

- **Tagesverlauf der Belastbarkeit und Tagesformschwankungen berücksichtigen**

Wird die Pausenregel konsequent eingehalten, dehnt sich die persönliche Belastungsgrenze langsam aus. Nach etwa zwei bis drei Monaten kann sich die Grenze von anfänglichen 20 Minuten bereits auf 30 Minuten ausgedehnt haben. Tagesformschwankungen sind normal und sollten eingeplant werden. Gerade in den ersten beiden Jahren können starke Fluktuationen der „kognitiven Fitness" verunsichern. Während Betroffene an einem Tag das Gefühl haben, Bäume ausreißen zu wollen, wachen sie am nächsten Tag vielleicht benommen und schwach auf. Das ist vollkommen üblich bei neurologischen Erkrankungen, v. a. wenn am Vortag etwas Anstrengendes stattgefunden hat!

Der individuelle Tagesverlauf der Belastbarkeit sollte berücksichtigt und genutzt werden. Wann ist die persönliche Form besser oder am besten? Eher am Morgen oder Nachmittag? Wann kann ich mich am besten konzentrieren?

Tagesform beachten

- **Prioritäten festlegen**

Den persönlichen Tagesverlauf dazu nutzen, um Prioritäten festzulegen, wenn wichtige Aufgaben anstehen. Steht etwas besonders Anspruchsvolles an, sollte diese Aufgabe entweder zuerst erledigt oder genau für die Tageszeit geplant werden, in der die konzentrative Fitness am höchsten ist. Beispiel: Wenn am Arbeitsplatz ein wichtiges Schriftstück aufgesetzt werden soll, dies direkt erledigen, solange die konzentrative Belastbarkeit frisch und unverbraucht ist. Wenn eine wichtige Besprechung ansteht, sollten die Stunden davor nach Möglichkeit ruhiger gestaltet und mehrere längere Pausen eingelegt werden. So kann man ausgeruht und mit aufgeladenen Konzentrationsressourcen in die Besprechung gehen.

Reihenfolgen nach Wichtigkeit

- **Pufferzeiten planen**

Vor und nach wichtigen oder anspruchsvollen Terminen Pausen einplanen und ausreichend Pufferzeiten reservieren! Es muss mit Tagesformschwankungen und schlechten Tagesformen gerechnet werden. Wenn in den Tagesplan Zeitreserven eingebaut sind, kann dadurch Stress vermieden werden. Auch wenn man an „schlechten Tagen" mit allem

Pufferzeiten für die Erholung

langsamer ist und weit mehr Pausen braucht, können trotzdem alle Punkte auf der To-Do-Liste abgearbeitet werden.

- **Ablenkungen abstellen**

Ist die Funktion der Aufmerksamkeitsteilung gestört, also die Ablenkbarkeit besonders hoch, sollten grundsätzlich Quellen der Ablenkung ausgemacht und abgestellt werden. Beispiele: Schließen der Bürotür am Arbeitsplatz, um die ablenkende Geräuschkulisse auszusperren. Wenn erforderlich, kann mit Vorgesetzten vereinbart werden, eingehende Telefonanrufe für die Dauer einer anspruchsvollen Arbeit an Kollegen umzuleiten. Im häuslichen Umfeld sollte beispielsweise beim morgendlichen Zeitunglesen das Radio ausbleiben, bei Unterhaltungen z. B. der Fernseher ausgestellt sein, und vieles mehr, was persönlich relevant erscheint.

Keine Ablenkungen

- **Körperliche Signale finden**

Für gewöhnlich signalisiert der Körper recht frühzeitig sein Unbehagen, wenn eine Situation allgemein unangenehm oder überfordernd ist. Das Identifizieren individueller Körpersignale ist sehr hilfreich. Schmerzhafte Verspannungen, Bauchgrimmen oder Kurzatmigkeit können sehr individuelle Signale für eine bereits eingesetzte Erschöpfung sein, und dürfen nicht übergangen werden. Wird ein bezeichnendes Körpersignal vernommen, sollte sofort mit einer Pause reagiert werden. Es ist dann höchste Zeit, die Anspannungssituation kurz zu verlassen und einen „Tapetenwechsel" vorzunehmen. In den Nachbarraum zu wechseln, genügt oft bereits.

Körperliche Signale beachten

4.6 Wie können Familie und Freunde unterstützen?

- **Keine falschen Ermahnungen oder Ermunterungen**

Viele Menschen sind von der Überzeugung geleitet, „immer auf die Zähne beißen" zu müssen. Neurologische Patienten, die zu Beginn ihrer Erkrankung feststellen, dass sie bereits nach 5 Minuten eines Gesprächs oder Fernsehens erschöpft kapitulieren müssen, neigen intuitiv dazu, besonders „auf die Zähne zu beißen". Angehörige und Freunde animieren mit gut gemeinten Ermunterungen wie „Halte noch ein kleines bisschen durch, dann wird es wieder!", und Ähnliches.

Die konzentrative Minderbelastbarkeit sowie vorschnelle Erschöpfung sind beängstigend. Intuitiv mit

„Dagegenhalten“ zu reagieren, ist zwar mehr als verständlich, aber fatal. Durch Übergehen der Erschöpfungsreaktionen des Gehirns wird die Minderbelastbarkeit zusätzlich verstärkt. Dem Gehirn fehlen die nötigen Entlastungspausen, die es durch Signale wie Erschöpfung, Gereiztheit oder Unlust einzufordern versucht. Werden die Signale übergangen, kann nicht angemessen auf das Erholungsbedürfnis des Gehirns reagiert werden.

Ein wenig kann die konzentrative Belastbarkeit mit dem Akku eines Smartphones verglichen werden. Bei einer neurologischen Erkrankung braucht der Akku weitaus längere Ladezeiten. Gleichzeitig aber verbrauchen sämtliche Apps (=Hirnleistungen) viel mehr Strom als vor der Krankheit. Das führt dazu, dass der Akku viel schneller leer läuft. Die Konsequenz wäre, entweder den Akku häufiger zu laden oder weniger Apps zu benutzen.

▪ Patienten bestärken

Sich schlecht konzentrieren zu können, immer müde zu sein, sich nicht in seiner besten Form zeigen und Leistungen bringen zu können, ist für neurologisch Erkrankte nicht nur entmutigend, sondern oft beschämend. Deswegen entsteht häufig der Wunsch, das empfundene Defizit zu kaschieren oder zu überspielen. Familie und Freunde sollten bewusst ihren erkrankten Angehörigen dazu ermutigen, auf die Signale des Körpers zu achten, diese ernst zu nehmen und Pausen einzulegen, sich seine Zeit so einzuteilen, wie es ihm am besten entgegenkommt. Sie können den Patienten unterstützen, das neue langsamere Tempo zu akzeptieren und unnötige Ablenkungen fernzuhalten. Gemeinschaftlich kann ein neuer Tagesablauf entwickelt werden, der den neuen Gegebenheiten entspricht und allen Beteiligten wieder einen zufriedenstellenden Alltag ermöglicht.

4.7 Eine Besonderheit: multimodaler Neglect

Eine Sonderform der Aufmerksamkeitsstörung ist der sogenannte multimodale Neglect. Es handelt sich um ein Vernachlässigungsproblem, bei dem betroffene Patienten ausnahmslos übersehen, dass es in ihrem Leben eine linke Seite gibt. Sie übersehen und ignorieren alles, was sich links von ihnen abspielt. Das ist unabhängig davon, ob sie Schwierigkeiten beim Sehen haben. Einige Patienten mit einem Neglect-Syndrom haben zwar zusätzlich einen

Gesichtsfeldausfall auf der linken Seite, viele jedoch haben keinerlei visuelle Ausfälle.

Sonderform der Aufmerksamkeitsstörung: Neglect-Syndrom

Neglect-Patienten nehmen auch nicht wahr, dass an ihnen eine linke Körperseite existiert. In schweren Krankheitsfällen reagieren sie sogar sehr verängstigt, wenn man sie auf ihren linken Arm oder ihr linkes Bein verweist. Manch einer ist der Überzeugung, dass der Arm oder das Bein einer anderen Person gehört, und will die „fremde" Gliedmaße ganz schnell loswerden.

Das Neglect-Syndrom tritt vorwiegend nach einer großflächigen Verletzung der rechten Großhirnhemisphäre auf. Aufgrund der überkreuzten Verbindung zwischen den Gehirnhälften und den Körperhälften wird danach die linke Körperseite nicht mehr wahrgenommen.

Kombination aus Raum- und Aufmerksamkeitsstörung

Das Neglect-Syndrom ist in seiner Ausprägung eine Kombination aus einer schweren Störung der Aufmerksamkeit und der Raumwahrnehmung. Wie oben erwähnt, geht es nicht darum, dass die Sinneswahrnehmung auf der linken Raum- und Körperseite komplett ausgefallen ist, sondern darum, dass das Gehirn scheinbar wie ein Computer alle Dateien für die linke Seite verloren oder gelöscht hat.

Da es sich beim Neglect-Syndrom um ein sehr komplexes Krankheitsbild handelt, kann es an dieser Stelle im Sinne der Vollständigkeit nur kurz vorgestellt werden. Interessierte Leser seien auf die entsprechende Ratgeberliteratur verwiesen, die im Serviceteil aufgeführt ist.

Das Sehen hängt nicht allein von den Augen ab: Sehstörungen

C. Kuhn, *Ratgeber Schlaganfall, Schädelhirntrauma und MS*,
https://doi.org/10.1007/978-3-662-57322-8_5

5

Fallbeispiel

„Als ich auf der Intensivstation zu mir kam, war ich total irritiert. Alles, was rechts von mir los war, habe ich einfach nicht gesehen! Das hat mich verrückt gemacht! Wenn Leute mich am Krankenbett von rechts angesprochen haben, hat mich das total erschreckt, weil ich eine ganze Weile gebraucht habe, um die Person rechts von mir zu sehen. Ständig habe ich beim Essen mein Glas oder sonst was umgeworfen. Ich bin ja Rechtshänder, ich musste erstmal nach allem tasten, bevor ich es mit meiner rechten Hand zu greifen bekam. Rechts sah ich ja erst was, wenn ich meinen Kopf dorthin drehte. Ständig stieß ich etwas um. Meine Ärztin im Krankenhaus hat mir erklärt, dass ich einen rechtsseitigen Gesichtsfeldausfall habe. Die Ärzte haben bei der OP festgestellt, dass mein Hirntumor geblutet hatte und sich das Blut in die Sehrinde drückte. Ich war schon ziemlich verzweifelt, weil ja keiner sagen konnte, ob das für immer so bleibt. Aber dafür war ich zum Glück den blöden Tumor los.

Mein Hausarzt sagt, ich hatte extrem viel Glück. Nach ungefähr einem halben Jahr hat sich mein Gesichtsfeld wieder erholt. Jetzt kann ich wieder fast alles sehen. Außer rechts am Rand vom Gesichtsfeld. Da fehlt mir ein Stück wie eine Mondsichel. Ich bin echt froh! Trotzdem ist nichts mehr wie vorher. Vor allem wenn ich müde bin, und das geht schnell, nerven mich komische Lichtpunkte, die rechts am Rand kurz aufblitzen. Oder manchmal denke ich auch, ich sehe irgendeine Bewegung rechts, aber da war gar nichts. Mir ist auch aufgefallen, dass ich ziemlich blendungsempfindlich geworden bin. Vor allem im Sommer, wenn das Sonnenlicht durch das Laub der Bäume fällt, was ja schön ist. Aber das irritiert mich total. Dann muss ich eine Sonnenbrille aufsetzen, sonst habe ich Schwindel. Wenn ich mal eine halbe Stunde lese oder Computer spiele, kriege ich so einen dumpfen Druck in den Augen und in der Stirn. Wenn ich mir etwas anschaue, kommt es mir immer vor, als brauchen die Augen ein paar Sekunden, bis sie scharf gestellt haben. Zuerst ist irgendwie immer alles leicht verschwommen, ich kann das gar nicht so genau in Worte fassen …

Weil ich noch kein Auto fahren darf, fährt mich meine Schwester oft zu meinen Terminen. Ich bin ein grauenhafter Beifahrer, weil ich ständig zusammenschrecke. Ich denke immer, dass meine Schwester viel zu knapp an den anderen Autos vorbeifährt. Wir haben uns deswegen schon ein paar Mal richtig gestritten. Sie hat mir gedroht, dass ich demnächst mit dem Bus fahren darf, wenn das nicht aufhört …" (Sebastian, 26 Jahre, erlitt 2014 bei der operativen Entfernung eines Hirntumors einen linksseitigen Posteriorinfarkt).

5.1 Was ist das Problem?

Sebastians Beschwerden sind prototypisch für Störungen der visuellen Wahrnehmung nach neurologischen Erkrankungen. Eine Verletzung am Gehirn kann das Sehen tiefgreifend beeinträchtigen. Plötzlich fehlen große Stücke des visuellen Gesamtbildes, so als hätte jemand schwarze Flecken auf das Bild gemalt, das sich die Augen von der Umgebung erschließen. Manchmal sind es nicht nur Flecken, sondern ausgedehnte, große Flächen, so als sei eine Hälfte des Gesichtsfeldes komplett geschwärzt worden. Große Bereiche des Gesichtsfeldes sind einfach ausgefallen. Häufig halten sich Betroffene intuitiv abwechselnd ein Auge zu. Sie stellen erstaunt fest, dass auch beim einäugigen Schauen der Gesichtsfeldausfall bestehen bleibt. Das zeigt, dass der Defekt nicht an den Augen selbst liegt, sondern seine Ursache innerhalb des Gehirns haben muss. Am menschlichen visuellen System sind sowohl die Augen als auch das Gehirn aktiv beteiligt. Deshalb spricht man vom neurovisuellen System.

Neurovisuelle Störungen = neurologisch bedingte Sehstörungen;Neurovisuelles System = Augen + Gehirn

Gesichtsfeld = Abbild beider Augen bei ruhendem Geradeausblick und unbewegtem Kopf

Statistisch gesehen treten neurologische Sehstörungen am häufigsten als Gesichtsfelddefekte auf. Wie bei Sebastian gibt es aber noch einige weitere Schwierigkeiten, mit denen die Augen im Alltag zu kämpfen scheinen. In seinem Fall tun sich die Augen schwer, sich an sehr helles Licht oder den Wechsel von Lichtbedingungen anzupassen. Kommt er aus dem Sonnenlicht in ein Gebäude, scheinen seine Augen einige Sekunden länger als gewohnt zu benötigen, bis sie sich umgewöhnt haben. Auch beim Lesen hat Sebastian Schwierigkeiten. Er beschreibt es als ein verzögertes „Scharfstellen" der Augen. Schaut er auf eine Zeitungs- oder Buchseite, erscheinen die Buchstaben einige Sekunden verschwommen, bis sie langsam an identifizierbarer Gestalt annehmen. Durch seinen Ausfall im rechtsseitigen Gesichtsfeld verliert er das Zeilenende buchstäblich aus den Augen. Das erschwert das Verstehen des Gelesenen und Sebastian muss sich aktiv daran erinnern, mit den Augen weiter nach rechts zum Ende der Zeile zu wandern. Die Augen reagieren auf die erhöhte Anstrengung mit Druckgefühlen, manchmal auch mit Schmerzen. Sebastian leidet also nicht nur an einem Gesichtsfelddefekt, sondern unter weiteren neurovisuellen Störungen.

Neurovisuelle Störungen: Ursache für Sehstörungen im Gehirn

Störungen des Sehens, die durch eine Erkrankung und Verletzung im Gehirn ausgelöst wurden, heißen neurovisuelle Störungen.

Die häufigsten neurovisuellen Störungen

a. Ausfälle des Gesichtsfeldes (einzelne Stellen bis komplette Hälfte einer Seite)
b. Verlangsamungen beim Überblicken des unmittelbaren visuellen Umfeldes
c. Störungen der Anpassung der Augen an den Wechsel von hell nach dunkel
d. Störungen der Kontrastwahrnehmung (nur starke Kontraste sofort erkennbar)
e. Schwierigkeiten beim Lesen, z. B. Finden des Zeilenanfangs oder Zeilenendes
f. Störungen der Anpassung bei Wechseln zwischen nah und fern
g. Veränderungen der Sehschärfe
h. Optische Täuschungen im defekten Bereich des Gesichtsfeldes (tänzelnde Lichtpunkte, Scheinbewegungen etc.)
i. Druckschmerzen und Brennen der Augen bei visueller Anstrengung

Neurovisuelle Störungen können einzeln oder in Kombination auftreten. Sie können sich wie bei Sebastian im Laufe der Zeit spontan zurückbilden. Manche Sehstörungen bleiben erhalten.

Neurologische Sehstörungen trotz gesunder Augen

Störungen des Sehens nach einer neurologischen Erkrankung oder Verletzung sind nicht mit Augenerkrankungen zu verwechseln. Einige Patienten hoffen, dass sich ihre Sehprobleme mit einer Brille oder mit Augentropfen beheben lassen. Augenärztliche Untersuchungen stellen in der Regel keine Auffälligkeiten an den Augen fest. Eine Ausnahme bilden Schädelhirntraumata, die mit Verletzungen an den Augäpfeln oder in den Augenhöhlen einhergehen. Diese Fälle werden sofort im Krankenhaus augenärztlich oder ggf. auch neurochirurgisch versorgt.

5.2 Gesunde Augen – aber woher kommen die Sehstörungen?

Hauptursache für Gesichtsfelddefekte sind Verletzungen von Hirngewebe im Okzipitallappen. Andere neurovisuelle Störungen wie Verschwommensehen oder eine gestörte

Hell-Dunkel-Anpassung können auch isoliert, also ohne einen Gesichtsfelddefekt auftreten. Hierfür liegen die Ursachen meist im Hirnstamm, Temporal- oder Parietallappen.

Damit wir tatsächlich sehen können, genügt es nicht, dass unsere Augen intakt sind und sich auf das richten, was wir uns ansehen wollen. Stattdessen muss die Netzhaut den Seheindruck auf einen verhältnismäßig langen Weg zum Hinterhaupt schicken (Abb. 5.1).

Sehen hängt nicht allein von den Augen ab

Das menschliche Auge arbeitet nicht wie ein Fotoapparat oder eine Filmkamera. Das im Gesichtsfeld Gesehene wird nicht etwa wie ein Foto ans Gehirn geschickt. Stattdessen wird es in seine physikalischen Bestandteile zerlegt und als „Dateneinheiten" dem Okzipitallappen gesendet. Dort werden die Seheindrücke nach Formen und Farben analysiert. Danach werden die Seheindrücke in ihrer Gesamtheit entsprechend ihrer tatsächlichen räumlichen Anordnung im Gesichtsfeld wieder zusammengesetzt. So entsteht der bewusste neurovisuelle Eindruck.

Gesichtsfelddefekte: Lücken in der Datenübertragung

Es liegt demnach nicht an den Augen, wenn Abschnitte des Gesichtsfeldes plötzlich fehlen. Vielmehr beruhen Gesichtsfeldstörungen auf der lückenhaften Übertragung visueller Nervenimpulse. Die Datenübertragung wurde auf ihrem Weg von der Netzhaut zur Sehrinde unterbrochen. Sobald die Netzhaut in jedem Auge Gegenstände oder Räume anvisiert und erfasst hat, sendet sie ihre Seheindrücke über die Sehnerven zum Okzipitallappen am Hinterhaupt. Hier befindet sich die Sehrinde. Sie macht dem Sehenden bewusst, dass er gerade etwas zu sehen bekommt. Der Weg von den Augen bis zur Sehrinde wird als Sehbahn bezeichnet.

Sehbahn: Von den Augen bis zur Sehrinde

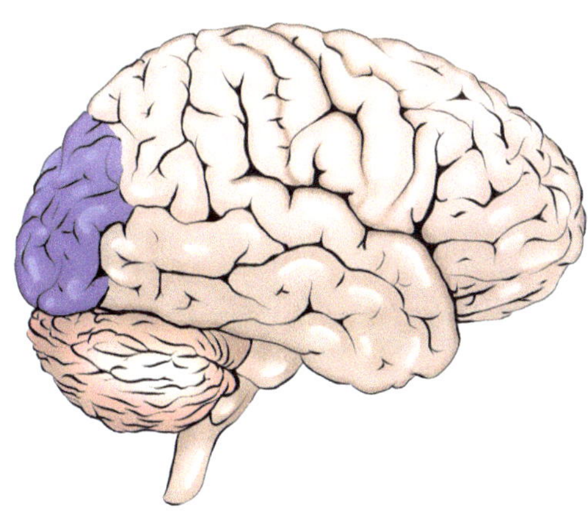

Abb. 5.1 Okzipitallappen am Hinterhaupt

Im Okzipitallappen des Hinterhaupts befindet sich die Hauptsehrinde. Hier werden Seheindrücke der Augen bzw. Netzhaut nach Form und Farbe analysiert. Erst durch ihre Verarbeitung werden visuelle Informationen bewusst wahrgenommen. Dadurch weiß das Individuum, dass es gerade etwas gesehen hat. Komplexe Seheindrücke, wie z. B. das Sehen von Bewegungen, das Benennen oder das Verorten gesehener Gegenstände im Raum, werden in den Temporal- und Parietallappen beider Gehirnhälften verarbeitet.

5.3 Wen betreffen neurovisuelle Störungen?

50 % aller neurologisch Erkrankten haben neurovisuelle Störungen. Diese sind eine zentrale Folge der erworbenen Hirnschädigung. Bei Menschen mit folgenden neurologischen Erkrankungen treten neurovisuelle Störungen auf:

Neurologische Krankheiten mit neurovisuellen Störungen

1. Schlaganfälle im Bereich der hinteren Hirnarterien, Patienten nach Posteriorinfarkten in beiden Gehirnhälften
2. Verletzungen oder Erkrankungen im Bereich des Okzipitallappens
3. Schädelhirntraumata mit Blutungen im Bereich des Temporallappens, Parietallappens und des Hirnstamms
4. Hirnstammverletzungen, z. B. nach Herzstillstand, Koma
5. Multiple Sklerose mit Demyelinisierungen entlang der Sehbahn und im Okzipitallappen

5.4 Was ist zu tun?

Viele der neurovisuellen Störungen bilden sich innerhalb der ersten sechs Monate nach der Erkrankung oder Verletzung des Gehirns spontan zurück. Gesichtsfeldausfälle können wieder teilweise oder komplett zurückgehen. Andere neurovisuelle Beeinträchtigungen wie ein hohes Blendungsempfinden können mit der Zeit weniger werden. Einige bleiben jedoch erhalten.

Patienten mit Gesichtsfelddefekten absolvieren für gewöhnlich während ihrer Zeit in der Reha computergestützte Trainings. Diese unterstützen entweder die teilweise

Wiederherstellung des Gesichtsfeldes oder trainieren die Augenbewegungen dazu, sich möglichst schnell in den Ausfallbereich hinein zu bewegen. Mit dem aktiven Einsatz schneller Augenbewegungen können sich Betroffene bereits nach kurzer Trainingszeit im Alltag besser zurechtfinden.

Solche Maßnahmen sollten jedoch immer im Rahmen einer neuropsychologischen Therapie angeleitet und begleitet werden. Deshalb werden sie in diesem Ratgeber nicht explizit besprochen. Interessierte Leser seien auf die weiterführende Literatur zu diesem Thema verwiesen.

Untenstehend werden nur solche Strategien vorgestellt, die Betroffene im Alltag selbständig anwenden können, um die Einschränkungen durch ihre Sehstörungen etwas zu reduzieren oder auszugleichen. Diese können sie ohne therapeutische Hilfe einsetzen.

5.4.1 Gesichtsfeldausfälle ausgleichen

In Sebastians Fall liegt ein rechtsseitiger Gesichtsfeldausfall vor. Das bedeutet, dass Sebastian zuerst alles, was sich im rechten Raum vor ihm befindet, nicht spontan sehen kann. ◘ Abb. 5.2 zeigt, wie Sebastians Blick auf die Welt aussehen muss.

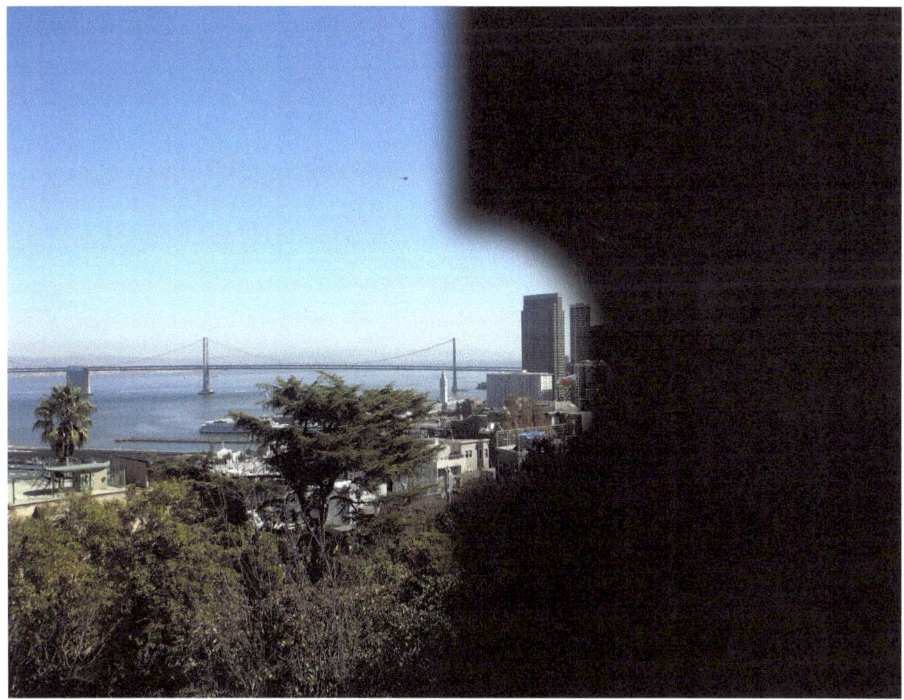

◘ **Abb. 5.2** Rechtsseitige Hemianopsie

Einen Gesichtsfeldausfall nennt man Anopsie, was so viel bedeutet wie Nichtsehen. Fällt die Hälfte des Gesichtsfeldes aus, spricht man von einer Hemianopsie („hemi“ bedeutet im Griechischen „halb“). Da Menschen zweiäugig den Raum erfassen, müssen die Seheindrücke beider Augen im Gehirn so übereinandergelegt werden, dass sich daraus trotzdem ein einziges Bild ergibt. Ist das nicht der Fall, stellen sich Doppelbilder ein, die sehr irritieren und Übelkeit oder Schwindelgefühle etc. provozieren können. Abb. 5.3 skizziert, wie das Gesehene in beiden Augen jeweils in vier Quadranten eingeteilt wird.

Hemianopsie: Die Hälfte des Gesichtsfeldes fehlt

5

Die visuellen Informationen aus den Gesichtsfeldern jedes Auges werden wie in Abb. 5.3 in der Sehrinde in vier Quadranten angeordnet. Ihre Anordnung erinnert etwas an einen Radarschirm. Alle Quadranten sind im Gehirn für jedes Auge deckungsgleich abgebildet. Würde man die Abbilder beider Augen übereinander legen, wären alle Quadranten identisch und deckungsgleich. Bei Deckungsgleichheit der beidäugigen Gesichtsfelder werden diese als homonyme Gesichtsfelder bezeichnet.

Im Fallbeispiel ist Sebastians Gesichtsfeld auf der rechten Seite komplett ausgefallen, und zwar an beiden Augen gleich. Deshalb hat er die Diagnose einer homonymen Hemianopsie.

Homonym = deckungsgleich

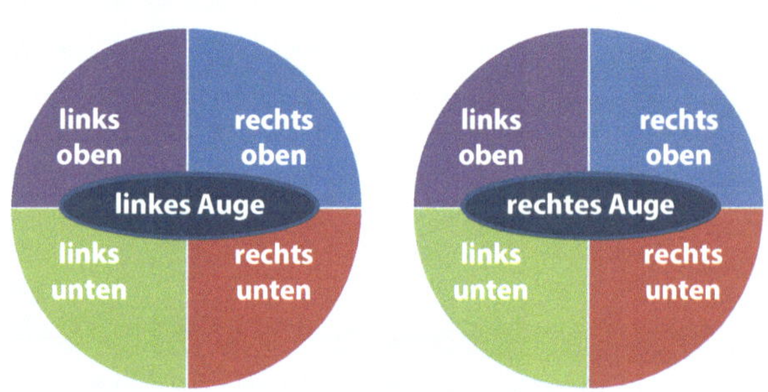

Abb. 5.3 Die vier Quadranten jedes Auges

> **Homonyme Hemianopsie** = an beiden Augen deckungsgleicher Ausfall einer kompletten Gesichtsfeldhälfte. Jede Hälfte kann betroffen sein.

Innerhalb des ersten Halbjahres nach der akuten Erkrankung können sich Gesichtsfeldausfälle spontan erholen und zurückbilden. Oft ist die Rückbildung nicht vollständig und es bleiben einzelne fleckartige Stellen zurück. Oder – wie bei Sebastian – es kann der äußere Rand des Gesichtsfeldes weiterhin fehlen. Er beschreibt den restlichen Gesichtsfelddefekt als „Mondsichel". Seine Beschreibung wird verständlich, wenn man sich vorstellt, wie in ◘ Abb. 5.3 jeweils rechts außen ein sichelförmiger Ausfall deckungsgleich im Gesichtsfeld beider Augen aussähe.

Rückbildung in 6 Monaten möglich

Der Patient aus unserem Fallbeispiel hat während seiner Reha gelernt, seine Augen gezielt immer wieder nach rechts in den blinden Bereich des Gesichtsfeldes hineinzubewegen. Diese Strategie gehört im Alltag neurologischer Patienten zu den wichtigsten Techniken zur Kompensation, die sie eigenständig und aktiv zum Ausgleichen der visuellen Ausfallbereiche einsetzen können.

Kompensation mit aktiven Augenbewegungen

Aktive Augenbewegungen sind besonders wichtig. Die Augen gezielt in den Ausfallbereich des Gesichtsfeldes bewegen!

5.4.2 Überblick im Bewegungsraum behalten

Wenn sich Menschen mit einem Gesichtsfelddefekt bewegen, sind sowohl Augenbewegungen als auch Kopfbewegungen gefordert. Durch Drehen des Kopfes in Richtung des ausgefallenen Bereichs verlagert man Seheindrücke in das intakte Gesichtsfeld, sodass sie trotzdem gesehen werden, obwohl sie im blinden Gesichtsfeldabschnitt liegen. Das braucht Zeit und Übung, ermöglicht den Betroffenen jedoch einen wachsenden Überblick über das unmittelbare Umfeld.

Kopf und Augen aktiv dem Ausfallbereich zuwenden

Augen und Kopf aktiv dem Ausfallbereich des Gesichtsfeldes zuwenden! Überblick über das Umfeld ist nur möglich, wenn sich Augen und Kopf aktiv mitbewegen.

Tipp

Bei jeder Art von Körperbewegung, ob im geschlossenen Raum oder auf der Straße, gilt:

1. Stehen bleiben und ruhig atmen!
2. Augen und Kopf in den Ausfallbereich bringen!
3. Überblick verschaffen!
4. Weitergehen unter Beibehaltung der Augen- und Kopfbewegung!

5.4.3 Überblick beim Lesen behalten

Die Hauptschwierigkeit beim Lesen mit einer Einschränkung des Gesichtsfeldes besteht darin, die Orientierung nicht zu verlieren. Schnell „rutschen" die Augen in die Zeile darüber oder darunter. Ist der Gesichtsfelddefekt links, finden Betroffene den Zeilenanfang nicht. Ist der Defekt rechts, werden Sätze nicht bis zum Zeilenende erfasst. Wenn sich die Augen immer wieder in den Zeilen „verirren", fällt es Betroffenen natürlich sehr schwer, einen Text einfach mal zu „überfliegen" und seinen Inhalt zu erfassen.

Die Zeile im Auge behalten

Deswegen gilt es auch beim Lesen, die Augen immer möglichst weit in den Ausfallbereich hinein zu bewegen. Um nicht in der Zeile zu „verrutschen", sollte ein dunkles Lineal oder eine große Karteikarte zur Zeilenführung genutzt werden. Durch Antippen des Zeilenanfangs und Zeilenendes mit einem Finger werden die Augen daran erinnert, die komplette Zeile abzusuchen.

Zeilenführung erleichtern

Menschen mit Gesichtsfelddefekten sollten beim Lesen nach Möglichkeit immer für eine ruhige Leseumgebung sorgen. Da das Lesen mit Sehstörungen sehr anstrengend ist und hoher Konzentration bedarf, sollte man alle Ablenkungen vermeiden. Zeitgleiche Gespräche oder ein eingeschaltetes Radio erschweren unnötig die Konzentration und machen schneller müde.

Tipp

Zur Unterstützung der Zeilenführung können folgende Tricks eingesetzt werden:

1. Obere und untere Zeile mit Hilfe zweier Lineale, Karteikarten, Papierblätter etc. so abdecken, dass nur die zu lesende Zeile frei bleibt. Dadurch wird ein „Verrutschen" der Augen in die falsche Zeile verhindert.
2. Wer sich die Mühe machen möchte, kann aus einem Stück Tonpapier in DIN A4 Größe ein Sichtfenster in der Breite und Höhe einer gedruckten Zeile ausschneiden. So erhält man eine Leseschablone, die nur jeweils die relevante Zeile freilässt. Sie wird Zeile um Zeile verschoben.
3. Zeilenanfang oder Zeilenende vor jeder Zeile ausfindig machen. Die Enden rechts und links durch rhythmisches Antippen „akustisch markieren". So werden die Augen trotz einer erhöhten Lesekonzentration an das im blinden Feld liegende Ende erinnert.

5.4.4 Veränderte Raumwahrnehmung beachten

Unser junger Patient aus dem obigen Fallbeispiel erzählt, dass er bei dem Versuch, nach Gegenständen wie einem Glas etc. zu greifen, diese immer wieder versehentlich umwirft. Als Beifahrer im Auto seiner Schwester erschreckt er sie mit seinem eigenen Erschrecken, weil er davon überzeugt ist, dass sie zu dicht an anderen Autos vorbeifährt. Verunsicherungen, wie sie von Sebastian berichtet werden, kommen bei neurovisuellen Störungen häufig vor. Unabhängig davon, ob das Gesichtsfeld beschädigt oder verschont wurde, kann sich die Wahrnehmung räumlicher Anordnungen sehr stark verändern.

Ein häufiges Alltagsbeispiel für veränderte Raumwahrnehmung ist das Vorbeigreifen an Gegenständen. Plötzlich misslingt das Abschätzen des Abstandes zwischen dem eigenen Körper und den Objekten, die man greifen möchte. Der Arm fährt deswegen zu weit aus oder die Hand greift einfach einige Millimeter zu weit am Objekt vorbei.

Häufiges Vorbeigreifen

Gleiches gilt für die Wahrnehmung schneller Bewegungen im unmittelbaren Umfeld wie im Straßenverkehr. Das Einschätzen von Winkeln, Abständen und Geschwindigkeiten braucht wesentlich länger als vor der Hirnschädigung. Bei rasantem Verkehr überfordern die vielen visuellen Reize. Daher werden entgegenkommende Fahrzeuge als bedrohlich nah fehlinterpretiert.

Alles scheint näher oder schneller

Anmerkung: Nach deutschem Recht sind Menschen mit Gesichtsfeldausfällen nicht fahrtauglich und dürfen daher kein Kraftfahrzeug führen. Dennoch nehmen sie als Beifahrer oder Fußgänger am Straßenverkehr teil.

Tipp

Um Abstände zwischen dem eigenen Körper und Gegenständen in der Umgebung zuverlässiger einzuschätzen, können folgende Strategien helfen:

1. Zusätzliche visuelle Bezugspunkte als Hilfspunkte suchen. Um bei dem Beispiel mit dem Glas zu bleiben: Bevor die Hand nach dem Glas greift, zuerst den Abstand zwischen dem Glas und Tischrand (oder dem Schrankrand etc.) einschätzen. Vielleicht steht außer dem Glas noch etwas anderes auf dem Tisch?
2. Dann den Abstand zwischen diesem Gegenstand und dem Glas beurteilen. Warum?
3. Durch das Hinzuziehen weiterer Gegenstände kann man die Distanz zwischen dem eigenen Körper und dem zu greifenden Objekt vergleichen und besser überprüfen.
4. Zwischenbewegungen einbauen: Bevor man wie im obigen Beispiel zum Glas greift, kann ein Zwischenschritt eingebaut werden. Die Greifhand sollte die Tischkante (oder Schrankkante) zuerst berühren. Dann nach dem Glas greifen. Der Zwischenschritt hilft, die spontan geschätzte Distanz zu überprüfen und ggf. zu korrigieren.
5. Eine andere Möglichkeit ist das Nutzen beider Arme bzw. Hände, sofern keine Lähmung dagegenspricht. Mit beiden Armen kann man um den Körper herum einen zusätzlichen Bezugsrahmen schaffen. Dabei probeweise abwechselnd mit jedem Arm einmal nach dem anvisierten Gegenstand fassen. So kann die tatsächliche Distanz ebenfalls überprüft werden.
6. Als Beifahrer kann man den Mittelstreifen oder die Leitplanke zur Hilfe nehmen. Wenn man immer wieder darauf schaut, kann ein zusätzlicher visueller Bezugsrahmen geschaffen werden. Dieser hilft, den tatsächlichen Abstand des eigenen Wagens zum Straßenrand, zum nächsten Auto etc. besser zu bewerten.

Hilfspunkte finden; Zwischenschritte einbauen

5.4.5 Verlängerte Anpassungszeit bedenken

Wie nach allen neurologischen Erkrankungen braucht das Gehirn für alltägliche und scheinbar belanglose Dinge deutlich mehr Zeit als vor der Erkrankung oder dem Unfall. Für das neurovisuelle System bedeutet es, dass die Augen viel länger brauchen, um sich an neue Bedingungen anzupassen. Viele Betroffene reagieren sehr empfindlich auf helles Licht. Sie erleben es als aggressiv grell und manchmal sogar als schmerzhaft. Wie im Fallbeispiel berichtet, werden selbst angenehme Phänomene wie das Spiel des Sonnenlichts im Sommer als hochirritierend empfunden. Sebastian berichtet, dass ihm sogar übel oder schwindelig werden kann, wenn er nicht sofort mit einer Sonnenbrille die Augen schützt. Ebenso kann es beim Wechseln des Blickpunkts zwischen nah und fern einige Zeit länger dauern, bis die Augen wieder neu fokussieren können. Ein typisches Beispiel ist das Aufschauen von der Zeitung oder einem Buch, um rasch eine Person anzuschauen, die gerade den Raum betreten hat. Die anvisierte Person wird zuerst leicht unscharf wahrgenommen. Nach einigen Sekunden werden beispielsweise ihrer Gesichtszüge deutlicher erkennbar.

Alles braucht länger; Geduld und Gelassenheit

Tipp

1. Mit Anpassungszeiten bis zu einer Minute rechnen!
2. Wenn man von draußen ins Haus kommt oder aus dem Haus ins Tageslicht tritt, den Augen die nötige Zeit lassen, bis sie sich eingewöhnt haben.
3. Wenn der Blick in die Ferne schweift und wieder zurück: Den Augen Zeit gönnen, um sich „scharfzustellen"!
4. Nicht direkt verunsichert sein, wenn es sich spontan unangenehm anfühlt, im Hellen oder Dunklen zu stehen. Tief durchatmen, Muskeln entspannen!
5. Die körperliche Entspannung hilft dem Gehirn, v. a. dem Hirnstamm, sich anzupassen.
6. Bei Blendung durch Tageslicht ist nichts gegen eine Sonnenbrille einzuwenden.

5.4.6 Irritationen der Augen verstehen

Sebastian berichtet im Fallbeispiel, wie ihm seine Augen, v. a. wenn er müde ist, Streiche spielen. Plötzlich blitzen Lichtpunkte auf oder irgendetwas scheint sich zu bewegen. Obwohl er genau weiß, dass da nichts sein kann, haben seine Augen bzw. sein Gehirn offenbar Scheinbewegungen produziert. Es handelt sich um sogenannte visuelle Reizerscheinungen. Sie treten immer im blinden Bereich des Gesichtsfeldes auf, vorzugsweise in der Übergangszone zwischen dem defekten und intakten Gesichtsfeldbereich. Sie können, wie bei Sebastian, als tänzelnde Punkte im Licht erscheinen oder als diffuse Bewegungen auftreten. Es handelt sich um sogenannte einfache visuelle Reizerscheinungen. Andere Patienten sehen komplexere Dinge wie einen rollenden Ball oder ein kleines Tier umherlaufen. In diesem Fall spricht man von komplexen visuellen Reizerscheinungen.

Visuelle Reizerscheinungen

Ob einfach oder komplex, visuelle Reizerscheinungen treten immer im ausgefallenen Bereich des Gesichtsfeldes auf. Sie sind keine optischen Halluzinationen!

Nicht mit Halluzinationen zu verwechseln

Visuelle Reizerscheinungen sind ein positives Zeichen dafür, dass trotz Gesichtsfeldausfall einzelne Sehnervenfasern noch aktiv sind. Gerade in der Erholungsphase des Gehirns zeigen solche Phänomene an, dass es vereinzelte Nervenaktivitäten gibt.

Die Reizerscheinungen können im ausgeruhten Zustand oder bei Müdigkeit auftreten. Sie erscheinen nur augenblicklich und verschwinden wieder. Vor allem sind sie kein Anlass zur Sorge.

Einfach oder komplex: Sehnerven noch aktiv

Neben den Reizerscheinungen beklagen Menschen mit neurovisuellen Beeinträchtigungen oft, dass ihre Augen mit einem brennenden oder drückenden Gefühl reagieren, wenn sie sich anstrengen. Gerade beim Lesen, wenn die Augen sehr stark fokussieren müssen, um die Zeile im Blick zu behalten, stellen sich die unangenehmen Gefühle rasch ein. Manche Patienten berichten, dass sich der Druck von der Augenpartie in Richtung Stirn ausdehnt und nach einer Zeit auch Kopfschmerzen auftreten können.

Diese Beschwerden gehen auf eine rasche Ermüdung der Augen- und Stirnpartie zurück. Wenn man bedenkt, wie viel mehr Anstrengung und Kraftaufwand nötig sind, um trotz

Sehstörungen die Umgebung im Blick zu behalten, zu lesen etc. ist es nicht verwunderlich. Die Muskeln und Nerven am Kopf und im Gesicht reagieren überanstrengt. Folgende Tricks können kurzfristig entlasten

Augen ermüden schnell; regelmäßig Augen und Stirn entspannen

Tipp

1. **Handauflegen:** Beide Hände wölben und sanft auf die Augen legen. Möglichst so, dass die Hände die Augen wie Halbkugeln abschirmen. Ca. 1–2 Minuten in das Dunkel der Hände blicken und die Atmung beruhigen.
2. **Blick schweifen lassen:** Wenn die Augen sich wie beim Lesen sehr stark fokussieren müssen, in regelmäßigen Abständen von ca. 5–6 Minuten den Blick im Raum oder in die Ferne schweifen lassen. Die Muskulatur an Augen und Stirn entspannt dadurch.
3. **Hals und Nacken entspannen:** Der ständige Ausgleich von Sehstörungen zwingt den Kopf und die Augen zur permanenten Aktivierung. Übungen zur Entspannung des Halses und Nackens geben den Muskeln den Impuls zu entspannen. Wenn es nicht als unangenehm empfunden wird, kann ein Wärmkissen die Entspannung beschleunigen.

Die nachfolgende Übersichtsgrafik fasst nochmals die Strategien zusammen (◻ Abb. 5.4).

1 • Ausfallbereich ausgleichen
2 • Raumüberblick behalten
3 • Leseüberblick behalten
4 • Veränderte Raumwahrnehmung beachten
5 • Längere Anpassungszeiten beachten
6 • Irritation der Augen verstehen

◻ **Abb. 5.4** Umgang mit Sehstörungen

5

5.5 Ein kurzer Einblick in die Entstehung der Gesichtsfelder

Im Abschnitt über Gesichtsfeldausfälle wurde bereits die Aufteilung des Gesichtsfeldes in Quadranten und Gesichtsfeldhälften angesprochen. Wie aber kommt die Aufteilung zustande?

Hinter jedem Auge tritt ein Sehnerv als dickes Faserbündel aus. Die Sehnerven sind mit einer Myelinscheide gut isoliert. Sie verlaufen rechts und links entlang der Schläfen. Erst im Hirnstamm treffen sie aufeinander, wo Folgendes passiert: Beide Sehnerven tauschen ihre Sehnervenfasern miteinander aus. Jeder Sehnerv gibt etwa die Hälfte seiner zahlreichen Fasern an den anderen ab! Nach ihrem Faseraustausch setzen die Sehnerven in einer neuen Zusammensetzung der Sehnervenfaser ihren Weg vom Hirnstamm zum Hinterhaupt unter einem neuen Namen fort: Sehstrahlung.

Überkreuzung beider Sehnerven

Man kann sich den Vorgang folgendermaßen vorstellen: Der rechte Sehnerv gibt ein großes Bündel seiner Fasern an den linken Sehnerv ab. Im Austausch erhält er vom linken Sehnerv ebenfalls ein großes Faserbündel. Damit verfügt der rechte Sehnerv ab jetzt über Informationen aus dem rechten Gesichtsfeld **und** dem linken Gesichtsfeld. Umgekehrt verfügt der linke Sehnerv nun über Informationen aus dem linken Gesichtsfeld **und** dem rechten Gesichtsfeld. So wird das Gesichtsfeld jedes Auges im Gehirn mit vier Quadranten abgebildet. Zwei Quadranten jedes Auges bilden zusammen eine Gesichtsfeldhälfte:

Sehnerven tauschen gegenseitig Fasern aus

Definition

Rechte Gesichtsfeldhälfte = rechter oberer Quadrant + rechter unterer Quadrant beider Augen
Linke Gesichtsfeldhälfte = linker oberer Quadrant + linker unterer Quadrant beider Augen

Tab. 5.1 Gesichtsfeldhälften und zugehörige Kopfabschnitte

Quadrant	Gesichtsfeldhälfte	Rechtes Auge	Linkes Auge
Rechts oben Rechts unten	Rechte Gesichtsfeldhälfte	Rechte Schläfe	Linker Nasenflügel
Links oben Links unten	Linke Gesichtsfeldhälfte	Rechter Nasenflügel	Linke Schläfe

Die Einteilung der Gesichtsfelder und ihrer Hälften ist oft verwirrend. Es kann nützlich sein, sich vorzustellen, welchen Abschnitten des Kopfs die Gesichtsfeldhälften jedes Auges jeweils zugewandt sind. Tab. 5.1 soll ein wenig Hilfestellung geben.

Hellhörig und überempfindlich? Schmerzen, wo keine sein dürften? Wenn uns die Sinne täuschen

C. Kuhn, *Ratgeber Schlaganfall, Schädelhirntrauma und MS*,
https://doi.org/10.1007/978-3-662-57322-8_6

Fallbeispiel

„Zum ersten Mal hat sich meine MS mit Sehstörungen bemerkbar gemacht. Ich bin quasi über Nacht auf einem Auge blind geworden, weil sich mein rechter Sehnerv direkt hinter dem Auge entzündet hat. Im Krankenhaus hat man mir direkt hochdosiertes Kortison gegeben. Dadurch hat sich die Entzündung ziemlich schnell zurückgebildet. Nach 14 Tagen konnte ich einigermaßen wieder normal sehen. Mir ist aber aufgefallen, dass ich auf einmal Tageslicht als ganz unangenehm empfand. Sobald ich aus meiner Wohnung ins Freie ging, stach mir das helle Licht regelrecht ins Auge. Aber auch das verschwand nach ein paar Monaten. Jetzt bin ich nur noch etwas blendungsempfindlich. Mal mehr, mal weniger. Leider haben sich die Symptome der letzten drei Schübe nicht so schön zurückgebildet wie beim ersten Schub. Seit drei Jahren scheinen meine Sinne ständig in Alarmbereitschaft zu sein. Ich kann einfach nicht mehr abschalten. Ich höre alle Geräusche um mich herum wie durch einen Verstärker. An manchen Tagen halte ich es kaum aus, wenn sich meine Kollegen im Nachbarbüro unterhalten. Das klingt für meine Ohren so, als würden alle durch ein Megafon sprechen. Das kann doch nicht sein!

Am schlimmsten sind für mich aber diese ständigen Kribbelgefühle in meinem linken Arm. Es fühlt sich an wie eine Mischung aus Taubheit und Ameisen in der Haut. An manchen Tagen ist es nicht nur ein Kribbeln, sondern ein Stechen wie von tausend Nadeln. Es breitet sich in meine linke Hand aus, über die Schulter und sogar in die linke Gesichtshälfte. Mein Neurologe ist sehr verständnisvoll und hat mir schon verschiedene Medikamente verordnet. Aber nichts half wirklich. Außerdem werde ich von den Medikamenten sehr müde. Ich habe bei der letzten Reha ein paar Entspannungstechniken erlernt. Die helfen mir schon recht gut. Aber ich muss da noch viel konsequenter werden und die Übungen täglich machen."

(Jutta, 43 Jahre, erhielt 2009 die Diagnose Multiple Sklerose mit schubförmigem Verlauf.)

6.1 Was ist das Problem?

Jutta schildert Beschwerden, die allesamt Ausdruck einer gestörten Sinneswahrnehmung sind. Mit einem Mal sind Missempfindungen da, für die es gar keine offensichtliche Erklärung gibt. Manche Patienten beschreiben, wie ein leichter Windhauch über die Wange oder den Arm ausreicht, um ihnen für Stunden nadelstichartige Schmerzen oder ein Gefühl verbrühter Haut zu bereiten. Wenn jemand sie mit der Hand kurz berührt, löst die eigentlich schöne Geste von Vertrauen und Freundschaft sofort ein Feuerwerk an unangenehmen Hautempfindungen aus. Die Sensibilität ihrer Haut scheint schlichtweg überzureagieren. Bemerkenswert ist, dass die Hautoberfläche in den Ruhephasen ohne die quälenden Missempfindungen als betäubt oder komplett ertaubt beschrieben wird.

Wie bei Jutta beschränken sich Missempfindungen, die durch eine neurologische Krankheit bedingt sind, nicht alleine auf die Empfindlichkeit der Haut. Alle Sinneswahrnehmungen können durch eine Hirnschädigung beeinträchtigt werden, obwohl die Sinnesorgane selbst intakt sind. Im Fallbeispiel beklagt die Patientin ebenfalls eine massive Hellhörigkeit.

Missempfindungen

6.2 Was kann die Sinneswahrnehmung stören?

Fehlende Wahrnehmung oder unverhältnismäßige Reaktionen der Haut werden als Sensibilitätsstörungen bezeichnet. Sie sind Folge einer Schädigung von Hirnarealen, die Informationen von den Sinnesorganen verarbeiten. Streng genommen beschränken sich Störungen der Sensibilität nicht auf den Tast- oder Spürsinn der Haut. Auch andere Sinne wie Höreindrücke können zu schwach oder zu stark wahrgenommen werden. Geruchs- und Geschmackssinn können nach einer Hirnschädigung gänzlich aussetzen. Sehstörungen wurden im vorangegangenen Kapitel bereits eingehend besprochen.

Alle Sinne können ausfallen

Um Verwirrungen zu vermeiden, soll dem Ausdruck „Störungen der Sinneswahrnehmung“ jedoch der Vorzug gegeben werden.

Sinneswahrnehmungsstörungen

Die Leser seien an dieser Stelle auf Folgendes vorbereitet: Entscheidend für einen angemessenen Umgang mit sensorischen Missempfindungen ist genau zu verstehen, wie und vor allem warum sie zustande kommen. Deshalb erwarten die Leser in diesem Kapitel viele Informationen über Entstehungsprozesse. Die Anzahl nützlicher Praxistipps zu diesem Thema ist leider überschaubar. Der wichtigste Tipp ist das Verstehen.

Zwölf Hirnnervenpaare senden Sinneseindrücke

In ► Kap. 2 wurde darüber gesprochen, dass die Ergebnisse unseres Riechens, Sehens, Hörens, Schmeckens und Tastens mithilfe der zwölf Hirnnervenpaare an den Hirnstamm weitergeleitet werden.

Im Hirnstamm werden alle Sinneseindrücke binnen Sekundenbruchteilen ausgewertet, damit der Körper möglichst rasch reagieren kann, sollte ihm Gefahr drohen. Dabei bekommt der Hirnstamm Unterstützung von einer Gehirnstruktur, die bisher zugunsten der Übersichtlichkeit noch nicht besprochen wurde: dem Thalamus.

Thalamus: Helfer des Hirnstamms

Der Thalamus besteht aus einer Vielzahl verschiedener Ansammlungen von Nervenzellen, die sich zwischen dem Großhirn und dem Hirnstamm befinden. Deswegen trägt die besagte Stelle im Gehirn auch den Namen „Zwischenhirn". Aber das muss hier nicht weiter vertieft werden. Gemeinsam mit dem Hirnstamm bildet der Thalamus die erste Gehirnstation, die unsere Sinneseindrücke durchlaufen. Nach der ersten Auswertung der erhaltenen Sinnesnachrichten geben Thalamus und Hirnstamm dem Großhirn, Kleinhirn und Rückenmark quasi weitere Handlungsanweisungen. Die Sinneswahrnehmungen passieren Thalamus und Hirnstamm, von wo aus sie Impulse für das weitere bewusste Handeln setzen. Durch seine Schleusenfunktion wird der Thalamus auch als „das Tor zum Bewusstsein" bezeichnet.

Thalamus, Tor zum Bewusstsein

Beispiel: Bei einem einsamen Spaziergang ist plötzlich ein ungewöhnliches Geräusch zu hören. Folgende Informationsverarbeitungsprozesse würden im Gehirn ablaufen: Die Ohren senden den Höreindruck an den Thalamus und Hirnstamm. Im Abgleich mit dem Gedächtnis wird entschieden, ob das Geräusch vertraut oder ungewöhnlich ist. Ist es vertraut, gibt der Hirnstamm Entwarnung. Atmung, Herzschlag und Muskelspannung können auf ihrem normalen Niveau weiterarbeiten. Wird das Geräusch aber als ungewöhnlich und potenziell bedrohlich bewertet, gibt der Hirnstamm folgende Kommandos:

Kommandos des Hirnstamms

- Augen auf! Umgebung absuchen! Bedeutet: Stirnlappen und Kleinhirn koordinieren schnellere Suchbewegungen der Augen.
- Ohren auf! Auf weitere ungewöhnliche Geräusche achten! Bedeutet: Hörnerven und Schläfenlappen, die gemeinsam alle Höreindrücke verarbeiten, werden stärker aktiviert. Das Individuum ist mit einem Mal „hellhörig".

- Sei bereit, zu reagieren! Bedeutet: Kleinhirn, Rückenmark und alle Großhirneinheiten, die am Bewegungssystem beteiligt sind, werden in Alarmbereitschaft versetzt. Das Individuum steht muskulär unter Spannung und ist reaktionsbereit

Konsequenz aller drei Kommandos ist aber, dass eine Flut neuer Sinnesinformationen an den Hirnstamm und Thalamus gesendet wird. Diese wird erneut bewertet und weitergeleitet etc. Der Informationskreislauf bleibt auf diese Weise ständig am Laufen.

Thalamus-Kommando: Augen und Ohren auf!

Um Zeit zu sparen, hat unser Gehirn sehr gut vorgesorgt. Es hat alle Lernerfahrungen der Vergangenheit gut abgespeichert. Die im Gedächtnis konservierten Erfahrungen ermöglichen dem Gehirn, situationsspezifische Voraussagen zu machen. Mit anderen Worten: Wir haben passend zu jeder Situation unsere festgelegten Annahmen und Erwartungen darüber, was passieren wird.

Erfahrungsbasierte Voraussagen

Wenn unsere Sinnesorgane uns genau die Informationen liefern, die wir erwartet haben, ist alles in bester Ordnung. Weichen unsere Sinneswahrnehmungen von den Erwartungen ab, gerät unser Informationsverarbeitungssystem ins Stocken.

Wir haben in früheren Kapiteln das menschliche Gehirn mit einem Zentralcomputer und die Hirnleistungsfunktionen mit dessen Software verglichen. Erleidet die Hardware Schaden, können Softwareprogramme nicht mehr oder nur mit Aussetzern abgespielt werden. Durch vorgegebene „Algorithmen" können einige Programme kleinere Aussetzer ausgleichen. Die Datenlücken werden mit künstlich generierten Daten aufgefüllt.

Missempfindungen: Diskrepanz zwischen Erwartung und Realität

Richten wir unsere Aufmerksamkeit zurück auf die Sinneswahrnehmung. Wie Jutta aus dem Fallbeispiel leiden viele neurologisch erkrankte Menschen unter einem generellen Zuviel an Empfindungen. Sie haben ohne ersichtliche Auslöser entweder

- zu viel Oberflächenempfindungen der Haut = Parästhesie oder Hyperästhesie, oder
- zu viel Schmerzempfindungen = Hyperalgesie.

Gleichzeitig geht das Zuviel mit einem Zuwenig einher. So wie bei Jutta liegt bei den meisten Patienten ein stark verringertes Gefühl für das Körperglied vor, das von Kribbelparästhesien und anderen Missempfindungen befallen ist.

Ein Zuwenig bedingt das Zuviel

Wie lassen sich beide so gegensätzlichen Phänomene mit einander vereinbaren?

Auch wir Menschen verfügen ähnlich wie der Zentralcomputer über Algorithmen, die Lücken im Informationsfluss spontan auffüllen. Unsere Lernerfahrung sagt uns voraus, wie sich unser linker Arm anzufühlen hat, wenn ihn jemand berührt. Sie sagt uns voraus, wie sich unser rechtes Knie anzufühlen hat, wenn wir auf es stürzen.

Stürzen wir dann tatsächlich auf das rechte Knie, müssen die Rezeptoren, unsere Sinneszellen, am rechten Knie dem Gehirn den Sturz per Meldung bestätigen. Berührt uns jemand am linken Arm, wird die Berührung dem Gehirn durch die Rezeptoren am Arm bestätigt.

Wenn aber durch eine neurologische Schädigung die Rückmeldungen ausbleiben, weil der Arm oder das Bein taub oder gelähmt ist, fehlen permanent Daten im Datenfluss. Das Gehirn reagiert irritiert, weil es ja mit einer ganz anderen Rückmeldung des Körpers rechnet, und fordert „mehr Daten" nach. Bleiben diese aus und die Diskrepanz zwischen Erwartungen und Realität bestehen, „füllt" unser Gehirn die Lücken eigenständig auf. Diesen Prozess nehmen Betroffene als Missempfindungen wahr. Diese Ausgleichsarbeit des Gehirns kann für alle Sinnessysteme angenommen werden.

Missempfindungen: Produkt der Ausgleichsarbeit des Gehirns

Missempfindungen entstehen, wenn Rückmeldungen aus den verschiedenen Körperregionen nicht den erfahrungsbasierten Vorannahmen des Gehirns entsprechen.

Jutta leidet nicht nur unter Missempfindungen an ihrer linken Körperseite, sondern auch unter einer extremen Hellhörigkeit. Umgebungsgeräusche in einer normalen Lautstärke hört sie so verstärkt, dass sie es an manchen Tagen kaum aushält. Ihre beiden Schläfenlappen wurden bei den letzten MS-Schüben in Mitleidenschaft gezogen. Seitdem hat sie das Gefühl, schlechter zu hören, obwohl ihr die Untersuchung beim HNO-Arzt ein normales Gehör bescheinigte. Mit dem Gefühl, schlechter zu hören, stellte sich ebenfalls ihre Schallüberempfindlichkeit bzw. Hyperakusis ein.

Hyperakusis = Schallüberempfindlichkeit = Hellhörigkeit

6.3 Wen betreffen Sensibilitätsstörungen?

Im Verlauf des Lebens studiert das Gehirn immer genauer die Empfindungen des Körpers. Es lernt, wie sich Hände, Füße, Rumpf, Eingeweide, Kopf, Gesicht etc. anfühlen,

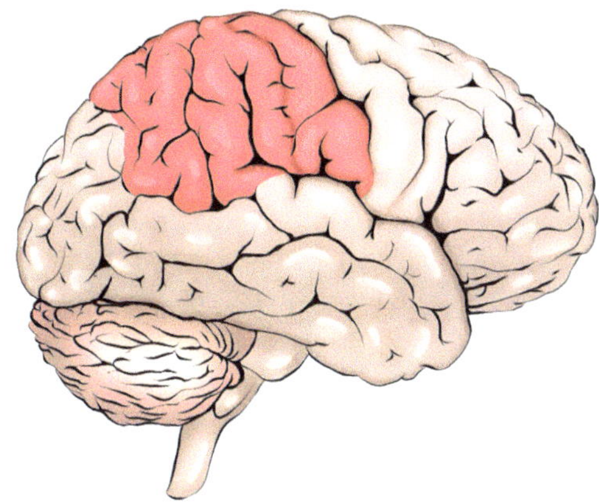

Abb. 6.1 Parietallappen im Großhirn

ob sie sich in Ruhe oder Bewegung befinden. Das Gehirn speichert alle Lernerfahrungen ab, indem es den Körper kartographiert. Es erstellt eine Art Landkarte, auf der alle Körperteile exakt erfasst und verortet sind. Da es sich um Sinneswahrnehmungen, Sensibilität in Kombination mit Bewegung, Motorik, handelt, spricht man von einer sensomotorischen Karte.

Körperlandkarte im Parietallappen

Die sensomotorische Körperlandkarte wird im Parietallappen bzw. Scheitellappen vermutet (Abb. 6.1).

Bei ungefähr 50 % bis 80 % von Verletzungen des Parietallappens sind entsprechende Ausfälle der Körpersinneswahrnehmung festzustellen. Bei folgenden neurologischen Erkrankungen sind sie am häufigsten zu erwarten:

1. Schlaganfälle im Bereich der vorderen und mittleren Hirnarterien, des Parietallappens,
2. Schädelhirntraumata mit Blutungen im Bereich des Frontallappens, Temporallappens, Parietallappens und des Hirnstamms,
3. Hirnstammverletzungen, z. B. nach Hirnstammblutungen,
4. Multiple Sklerose mit Demyelinisierungen im Bereich Hirnstamm und Parietallappen.

6.4 Was kann man dagegen tun?

Selbstverständlich können alle fünf Sinnesmodalitäten von Sinneswahrnehmungsstörungen betroffen sein. Nach einer Schädigung des Parietallappens ist am häufigsten das Sehen,

Hören und Tasten bzw. Fühlen beeinträchtigt. Generell kann man zwischen zwei Formen von Störungen unterscheiden:

5. mangelnde Sinneswahrnehmung und
6. übermäßige Sinneswahrnehmung.

Störungen des Geruchs- und Geschmackssinns resultieren nicht nur aus einer Hirnverletzung. Das System des Riechens und Schmeckens hängt eng mit dem Hals-Nasen-Ohren-Apparat zusammen. Aufgrund der Komplexität und geringeren Häufigkeit werden diese Störungen nicht besprochen. Wir konzentrieren uns stattdessen auf die drei Sinne, die am häufigsten durch eine neurologische Krankheit Schaden nehmen. Im letzten Kapitel wurden bereits Strategien zum Umgang mit Sehstörungen eingehend besprochen. Daher konzentrieren wir uns hier ausschließlich auf Wahrnehmungsstörungen des Hör- und Tastsinns.

6.4.1 Mit gestörter Hörwahrnehmung umgehen

▪ Für Entspannung sorgen

Das auditive System oder Hörsystem befindet sich im Temporallappen jeder Großhirnhälfte. Genau wie im visuellen System hat auch das auditive System eine Hörrinde, wo Höreindrücke in ihren physikalischen Bestandteilen wie Lautstärke und Tonhöhe etc. verarbeitet werden. Während die linkshirnige Hörrinde bei den meisten Menschen auf die Verarbeitung sprachlicher Höreindrücke spezialisiert ist, bearbeitet die rechtshirnige Hörrinde in erster Linie nichtsprachliche Hörinformationen. Dazu gehören Geräusche aus der Umwelt, genauso wie alle nichtsprachlichen Eindrücke, die mit einer Sprechstimme vermittelt werden, z. B. Intonation, Sprechrhythmus usw.

Linke Hörrinde hört Sprachliches, rechte Hörrinde hört Nichtsprachliches

Die Hörrinden in beiden Großhirnhälften sind jeweils sehr eng mit Gehirnbereichen verbunden, die für die Steuerung von Emotionen zuständig sind. Das erklärt, weshalb Musik uns Menschen innerhalb kurzer Zeit in eine ganz neue Stimmung zu versetzen vermag oder ungewohnte Gefühle stimulieren kann. Umgekehrt kann eine emotionale Anspannung oder Stress unseren Hörsinn strapazieren. Ein sehr typischer Zusammenhang ist eine Hellhörigkeit, die sich als Reaktion auf eine ängstliche Anspannung einstellt. Jeder Mensch kennt die Situation, dass sich nachts auf einer einsamen Straße, in einer unvertrauten Gegend, plötzlich die bizarrsten Geräusche melden, die einfach nirgends zuzuordnen sind.

Hören und Fühlen hängen eng zusammen

Ist wie bei unserer Patientin aus dem Fallbeispiel der Hörsinn beschädigt, obwohl die Ohren und ihre Zuleitungen zum Gehirn gesund sind, muss von einer durchgängigen Belastung ausgegangen werden. Die Belastung besteht zum einen darin, dass sich die Patientin ständig sehr anstrengen muss, um alles zu hören, was sie hören will und muss. Wie wir oben besprochen haben, „justiert" unser Gehirn immer nach, wenn die Sinneswahrnehmung nicht ausreichend Daten liefert. Deshalb hat Jutta die Problematik der Hyperakusis. Sie hört demnach alles, ob Geräusche oder Sprechstimmen, wesentlich lauter und aufdringlicher als sie unter normalen Umständen für sie wären. Um diesen, als äußerst unangenehm empfundenen, auditiven Missempfindungen standzuhalten, bedarf es ebenfalls permanent hoher Anstrengungen.

Hörminderung bedingt auch Hellhörigkeit

Durch die überdauernde Mehranstrengung wird zum anderen der vorschnellen Erschöpfung Vorschub geleistet, die ohnehin nach allen neurologischen Erkrankungen eine große Belastung darstellt. In der Summe kann mit Fug und Recht behauptet werden, dass unsere Patientin Jutta einem Dauerstress ausgesetzt ist.

Die dauerhafte emotionale Anspannung verstärkt jedoch zusätzlich die Hellhörigkeit und Schallüberempfindlichkeit. Damit betreten Betroffene scheinbar einen Teufelskreis. Aber es gibt einen Ausweg: Entspannung.

Stress macht hellhörig

Wie und womit eine Entspannung herbeigeführt wird, ist jedem individuell überlassen. Es können Entspannungstechniken wie die Progressive Muskelrelaxation nach Jacobson zum Einsatz kommen, genauso wie Meditation, Yoga, Tai Chi u. Ä. Vielen Menschen helfen eher Sportarten, bei denen sie sich verausgaben müssen, wie z. B. Konditionstraining etc. Entscheidend ist es, für sich den passenden Weg herauszufinden und ihn konsequent zu gehen.

Entspannung und Abschirmung gegen Reizüberflutung

■ Für Abschirmung sorgen

Sinneswahrnehmungsstörungen unterliegen wie alle neuropsychologischen Störungen ständigen Tagesformschwankungen. An manchen Tagen sind sie gut tolerierbar, an anderen drohen sie den Betroffenen regelrecht um den Verstand zu bringen.

An „schlechten" Tagen dürfen Ohr- oder Gehörschutz bedenkenlos eingesetzt werden. Kopfhörer werden von jüngeren Patienten gerne benutzt, da sie weitverbreitet sind und kein Aufsehen erregen, wenn sie jemand im Bus oder Zug auf den Ohren hat. Damit sind wir beim Thema Musik. Viele Patienten berichten von positiven Erfahrungen mit dem Einsatz ihrer Lieblingsmusik. Sie wird per Kopfhörer leise zur Selbstberuhigung eingesetzt. Da sich durch sie eine emotionale Entspannung einstellt, reduziert sich auch die Geräuschempfindlichkeit.

Abschirmung erwünscht

6.4.2 Mit schmerzhaften Missempfindungen der Haut umgehen

Mithilfe unendlich vieler Rezeptoren, die wie Sensoren auf und unter der Haut angesiedelt sind, erfährt das Gehirn, welchen Temperaturen wir ausgesetzt sind, ob es außergewöhnliche Reibungen oder Druckbelastungen am Körper zu verzeichnen gibt, ob unsere Haut heil ist oder verletzt. Die Hautsinneszellen bzw. Hautrezeptoren schicken ihre Informationen auf dem Weg über das Rückenmark direkt ins Gehirn. Im Hirnstamm und Thalamus werden sie auf Relevanz geprüft. Entsprechende Abbildungen auf der sensomotorischen Körperlandkarte werden zum Abgleich herangezogen. Fehlen Stücke in dieser Karte, gibt das Gehirn sofort Rückmeldung. Wiederum auf dem Weg über das Rückenmark bis hin zu den betreffenden Stellen am Körper. Die Rückmeldungen sind, wie wir oben besprochen haben, eigentlich Forderungen nach mehr Informationen, damit die Lücken in der Karte geschlossen werden können. Bleibt die nachträgliche Information aus, hilft das Gehirn nach und füllt die Lücken auf. Der betroffene Mensch erlebt das als Missempfindung. Um der „Nachforderung“ des Gehirns gerecht zu werden, können folgende stimulierende Strategien eingesetzt werden:

Geht unter die Haut: Sensoren für Druck, Schmerz und Temperatur

1. Flächenstimulation,
2. Temperaturstimulation,
3. Druckpunktstimulation.

Stimulation der betroffenen Seite

Die von den Missempfindungen betroffene Seite entwickelt üblicherweise mit der Zeit eine höhere Muskelspannung. Diese verstärkt die Fehlempfindungen von Druck,

Temperatur etc. Es empfiehlt sich daher, die betroffene Seite zuerst mit verschiedenen Maßnahmen zur Entspannung anzuregen. Danach können einfache Mittel zur Stimulation eingesetzt werden. Dabei sollte zunächst nur auf der von Missempfindungen betroffenen Seite gearbeitet werden. Nach einigen Stimulationsübungen kann die gesunde Seite miteinbezogen werden. Dabei immer mit der betroffenen Seite beginnen! Am besten geht es, wenn eine Vertrauensperson die untenstehenden Übungen am Patienten durchführt.

Neue Reize setzen

Tipp

- **Flächenstimulation:** Die betroffene Fläche in langen Zügen 1–2 Minuten fester „streicheln". Danach den Druck der massierenden Hand erhöhen und in langen Zügen ausstreichen.
- **Temperaturstimulation:** Abwechselnd mit Wärme und Kälte die betroffene Stelle reizen. Zwei Waschlappen in kaltes und warmes Wasser tränken, auf den betroffenen Arm oder das beeinträchtigte Bein legen. Temperaturwechsel ca. alle 90 Sekunden.
- **Druckpunktstimulation:** Durch den Einsatz von Hilfsinstrumenten in steigender Druckintensität wird die Haut gezielt gereizt. In dieser Reihenfolge mit einem Luffa-Handschuh oder Duschmassagehandschuh, einer Haarbürste oder einem Igelball sachte über die Haut der betroffenen Körperstellen fahren. Druck sachte erhöhen.

Entspannungstechniken

Wie im Umgang mit Hörwahrnehmungsstörungen schon ausgeführt, wirken sich Zustände emotionaler Anspannungen stets ungünstig aus. Patienten mit Missempfindungen profitieren ebenso von Techniken und Strategien, die ihnen rasch ein Gefühl körperlicher Entspannung und emotionalen Wohlbefindens ermöglichen. Auch hier gilt es, den individuell angenehmsten Weg herauszufinden und ihn konsequent zu gehen.

Mit Entspannung Missempfindungen reduzieren

6.5 Schlaglicht: Spiegeltherapie

Als ein vielversprechender Ansatz hat sich in den letzten Jahren die Spiegeltherapie zur Behandlung von neurologisch bedingten Sensibilitätsstörungen erwiesen. Ursprünglich wurde sie zur Behandlung von Phantomschmerzen nach Gliedmaßenamputationen entwickelt. Menschen, denen ein Arm oder Bein amputiert wurde, klagten über ausgeprägte Schmerzen in den Gliedmaßen, die nicht mehr da waren. Das zeigt, dass sich das Gehirn schwer damit tat, die amputierten Arme und Beine aus der Körperlandkarte zu löschen! Daraus war die Idee geboren, dem Gehirn im wahrsten Sinne des Wortes falsche Tatsachen vorzuspiegeln. Durch den Einsatz von Spiegeln konnte dem Gehirn vorgetäuscht werden, dass alle Gliedmaßen vollzählig vorhanden sind, wodurch die Phantomschmerzen deutlich geringer wurden. Auch in der neurorehabilitativen Therapie konnte der Einsatz der Spiegeltherapie zur Behandlung von Sensibilitätsstörungen und sensomotorischen Störungen mit ermutigendem Erfolg erprobt werden.

6

Täuschungsversuch mit Spiegel

Vor der Körpermitte der Patienten wird ein Spiegel so positioniert, dass sich darin der intakte Arm oder das Bein spiegelt. Unter therapeutischer Anleitung werden unterschiedliche, sehr einfache Bewegungen ausgeführt. Oder der Therapeut setzt an der Handoberfläche oder am Bein gezielt Temperaturreize, Druck- oder Reibungsreize (◘ Abb. 6.2).

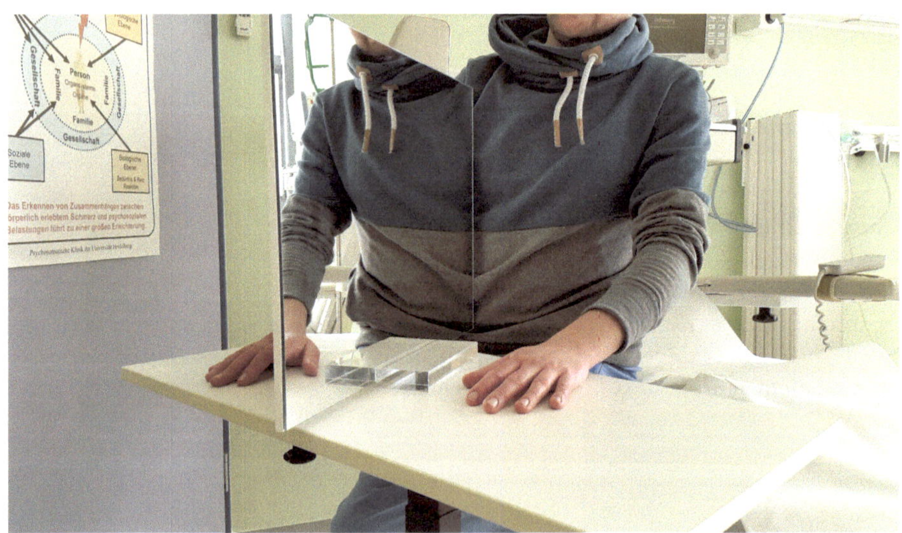

◘ **Abb. 6.2** Handübung in der Spiegeltherapie (© Kirsch J 2018)

Für die gesamte Dauer der therapeutischen Intervention werden die Patienten aufgefordert, alles im Spiegel mitzuverfolgen. Durch die Spiegelung wird dem Gehirn vorgetäuscht, dass gerade zwei Arme oder zwei Beine in Aktion sind.

Heile Welt im Spiegel

Tatsächlich scheint sich das Gehirn gut auf dieses Täuschungsmanöver einzulassen und reagiert mit Nachlassen von Missempfindungen. Es gilt jedoch, die Ergebnisse zukünftiger Studien abzuwarten. Bis dahin ist die Spiegeltherapie ein spannender Ansatz, der den meisten Patienten darüber hinaus ausgesprochen viel Freude bereitet.

Sprachstörungen und Sprechstörungen

C. Kuhn, *Ratgeber Schlaganfall, Schädelhirntrauma und MS*,
https://doi.org/10.1007/978-3-662-57322-8_7

Fallbeispiel

„Seit meinem Unfall vor fünf Jahren ist das Leben täglich aufs Neue zur Herausforderung geworden. Ich war mit meinem Fahrrad auf dem Nachhauseweg. Die Schule, in der ich arbeite, ist nur 3 km weg. Ein Lieferwagen hat mich beim Rückwärtsfahren vom Rad gefegt. Der Fahrer hat mich übersehen. Er war genauso erschrocken wie ich. Aber ich konnte direkt aufstehen und war klar im Kopf. Erst im Laufe des späten Nachmittags habe ich gemerkt, dass mir die Worte nicht mehr so über die Lippen kamen. Meiner Frau und meiner Tochter ist beim Abendessen aufgefallen, dass irgendetwas mit mir absolut nicht in Ordnung war. Sie haben mich ins Auto gepackt und ins nahegelegene Uniklinikum gefahren. Dort haben die Ärzte festgestellt, dass sich in meinem Kopf ein Ödem gebildet hat, das immer größer wurde. Hier direkt über meinem linken Auge bis fast hinters linke Ohr. Man hat mich natürlich im Krankenhaus behalten, was ein Glück war, denn einige Stunden später muss ich wohl einen epileptischen Anfall erlitten haben. Den habe ich nicht mehr mitbekommen. Die Ärzte sagten, dass so ein Anfall nach einer solchen Hirnverletzung gar nicht ungewöhnlich sei. Als ich am nächsten Morgen aufwachte, wollte ich von den Schwestern und Pflegern wissen, was jetzt mit mir passiert. Ich war richtig wütend, dass keiner auf mich einging. Sie haben mich einfach ignoriert. Erst nach einiger Zeit dämmerte es mir, dass sie mich wohl gar nicht gehört haben, weil ich nämlich nichts sprach. Ich habe die zahlreichen Fragen und Sätze scheinbar nur im Geiste formuliert. Über die Lippen habe ich sie dann nicht mehr bekommen. Ich habe mich gefühlt, als sei ich unsichtbar geworden. Und dann diese entsetzliche Müdigkeit!

Nach etwa zehn Tagen im Krankenhaus hat sich meine Sprache wieder eingestellt. Zumindest konnte ich halbwegs wieder kommunizieren. Mit sehr vielen Wortfindungsstörungen!

Aber nichts ist seitdem mehr, wie es war. Als Lehrer für Deutsch, Geschichte und Politik muss ich viel lesen und viel sprechen. Ich brauche jetzt für meine Vorbereitungen mindestens die doppelte Zeit im Vergleich zu früher. Das heißt, ich sitze täglich bis weit nach 23 Uhr am Schreibtisch, um den Unterricht für den kommenden Tag vorzubereiten, Arbeiten zu korrigieren usw. Wenn ich gestresst bin oder müde, finde ich die Worte nicht. Alles liegt mir auf der Zunge, aber ich krieg' es einfach nicht raus. Oder ich bin absolut umständlich. Dinge auf den Punkt zu formulieren, geht nur mit größter Konzentration, wenn überhaupt. Ich habe fast anderthalb Jahre regelmäßig Logopädie gemacht. Das hat mir sehr geholfen. Trotzdem,

alles, was mit Sprache zu tun hat, fällt mir sehr schwer. Ich kann mir auch nichts mehr spontan merken, was ich lese. Noch nicht mal die Zeitungsüberschriften. Dabei war mein Gedächtnis immer gut. Ich weiß nicht, wie es mit meiner Arbeit weitergehen wird. Ich schaffe es nicht mehr, Tag für Tag vor den Schülern zu stehen und kein Wort herauszubringen."
(Henning, 56 Jahre, erlitt 2011 ein geschlossenes Schädelhirntrauma.)

7.1 Was ist das Problem?

Was Henning berichtet, ist der häufige Verlauf einer scheinbar leichten Sprachstörung. Zuerst setzte die Sprache komplett aus. Er konnte nicht mehr mit seiner Umwelt kommunizieren. Es gelang ihm nicht mehr, seine Gedanken in Worte zu fassen und sie anderen mitzuteilen. Durch den Unfall bildete sich ein Hirnödem im Bereich des hinteren linken Frontallappens. Das Hirnödem wuchs langsam und drückte zunehmend auf das Gehirnareal, das für das Produzieren von Sprache zuständig ist. Das erklärt, weshalb der Sprachausfall erst einige Stunden nach dem Unfall einsetzte. Durch die medizinische Behandlung normalisierte sich der Hirndruck und Hennings Sprache erholte sich. Zurückgeblieben sind jedoch zwei zentrale Probleme, die Hennings Alltagsleben sehr beeinträchtigen:

- **Die Wortfindungsstörungen und Schwierigkeiten beim schnellen Erfassen gelesener Texte**

Keine Kommunikation ohne funktionierende Sprache

Sprache ist das wichtigste Instrumentarium der zwischenmenschlichen Kommunikation. Wer einmal Urlaub in einem fremden Land gemacht hat, dessen Sprache er nicht beherrschte, erahnt leise, wie es wohl jemandem ergehen mag, der seine Sprache verloren hat. Betroffene erleben sich von der Umwelt abgeschnitten. Sie haben keine Möglichkeiten mehr, sich angemessen mitzuteilen und ihre Bedürfnisse auszudrücken. In einer modernen, sprachdominierten Gesellschaft wird über die gesprochene und geschriebene Sprache in vielfältiger Weise auf die Sprecher rückgeschlossen. Die vom Sprechenden eingesetzte Sprache provoziert Annahmen über den Bildungsgrad oder gesellschaftlichen Status des Sprechers. Emotionale Aspekte des zwischenmenschlichen Miteinanders wie Sympathie oder Abneigung werden ebenfalls über die Sprache beeinflusst.

Sprachlos bedeutet oft sozialisoliert

Die Neuropsychologie unterscheidet zwei Kategorien von Ausfällen der Sprache:

1. Sprachstörungen: Störungen des Verstehens und/oder des Produzierens von Sprache,
2. Sprechstörungen: Störungen des Sprechapparats.

Weder Sprachstörungen noch Sprechstörungen sind mit einem Intelligenzverlust verknüpft. Alle Intelligenzleistungen sind vollkommen unauffällig. Lediglich der Zugriff auf die Sprache oder das Sprechen ist durch die Hirnverletzung beschädigt.

7.2 Sprachstörungen

7

Sprachstörungen können sowohl das Verstehen als auch das Produzieren von Sprache umfassen. In der Fachsprache nennt man sie Aphasie. Aphasiker sind Menschen mit einer erworbenen Sprachstörung. Das bedeutet, dass Aphasiker weder stumm sind noch andere angeborene, sprechmotorische Ausfälle haben. Bis zum Zeitpunkt der Hirnverletzung haben sie eine vollkommen unauffällige Sprachentwicklung durchlaufen.

Aphasie = Hirnorganisch bedingter Verlust der Sprache. Das Produzieren und das Verstehen von Sprache können getrennt oder gleichzeitig ausfallen.

Sprache ist nicht gleich Sprechen

Individueller Wortschatz verloren

Bei einer Aphasie scheint es so, als ob der individuelle Wortschatz verloren gegangen ist. Gedanken, die im Geiste formuliert werden, können nicht mehr artikuliert werden, weil der Zugriff auf das Sprachmaterial nicht mehr auf Anhieb möglich ist.

Das Erkennen von Wortklängen oder das Verständnis dafür, wie sich viele Wörter zu einem Satz zusammenfügen, kommt abhanden. Es liegt weder an einer Schwerhörigkeit noch an hirnorganisch bedingten Hörstörungen, wie sie im vorangegangenen Kapitel dargestellt wurden. Das gestörte Sprachverständnis geht vielmehr auf den Umstand zurück, dass die gehörten Laute plötzlich keinen Sinn mehr ergeben, weil der Zugriff zum „hirneigenen Lexikon“ verwehrt ist.

Gehörtes ergibt plötzlich keinen Sinn mehr

Nicht mehr möglich: Sprechen, Lesen und Schreiben

Liegt eine neurologische Sprachstörung vor, fällt nicht nur die mündliche Kommunikation aus. Auch das Lesen und Schreiben fällt als alternatives, sprachliches Ausdrucksmittel aus.

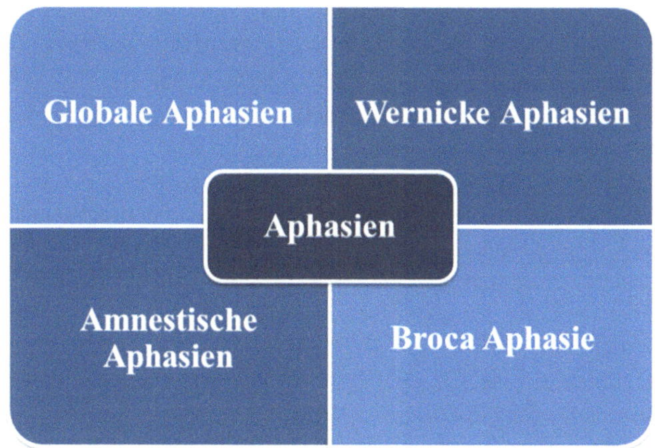

Abb. 7.1 Vier Grundformen der Aphasie

Man unterscheidet vier Grundformen von Aphasien (Abb. 7.1).

7.2.1 Globalaphasie

Sie gilt als die schwerste Form der Sprachstörungen, da eine sprachliche Kommunikation so gut wie unmöglich ist. Weder können Globalaphasiker die gesprochene Sprache anderer Menschen verstehen, noch können sie selbst sinnvoll Sprache produzieren.

Die Störung betrifft alle Formen der Sprache, d. h. gesprochene sowie geschriebene Sprache. Manche Angehörige ermuntern Aphasiker dazu, das aufzuschreiben, was sie nicht sagen können. Leider ist jedoch nicht das motorische Sprechvermögen ausgefallen, sondern die Sprache selbst – mit der Konsequenz, dass sprachliche Äußerungen weder mündlich noch schriftlich möglich sind.

Schwerste Aphasieform ist die Globalaphasie

Charakteristisch für Globalaphasiker ist das Produzieren von Sprachautomatismen. Es können reflexartig sinnfreie Silben aneinandergereiht werden, wie „babababa" oder „dodododo", und ähnlich Klingendes. Möglich ist aber auch das endlose Wiederholen von sinnvollen, kurzen Wörtern, die aus dem Gesprächszusammenhang überhaupt keinen Sinn ergeben. Ein Beispiel wäre, wenn jemand immer wieder und in allen Situationen „rotrotrotrotrot" ruft. Auffällig an Sprachautomatismen ist, dass sie fast wie ein Mantra stur vorgetragen werden, und sich durch Kommunikationsversuche des Umfelds kaum wirklich beeinflussen lassen.

Sprachautomatismen

7.2.2 Wernicke-Aphasie

Kernproblematik von Wernicke-Aphasikern ist ein vollständiges Nichtverstehen gesprochener Sprache. Sie wirken wie jemand, der zum ersten Mal die Sprache hört, in der er oder sie gerade angesprochen wird. Trotzdem ist es nicht ungewöhnlich, dass ein Wernicke-Aphasiker auf Ansprache sofort spontansprachlich reagiert. Er geht offensichtlich auf das Angebot zur sprachlichen Interaktion ein. Hört man aber genauer hin, stellt man fest, dass das Gesprochene wenig Sinn ergibt. Das liegt daran, dass der Satzbau entstellt ist und die Aneinanderreihung sinntragender Wörter in ihrer Gesamtheit keinen verständlichen Satz ergibt.

Hoher Spontansprachfluss mit sinnfreien Floskeln

Patienten mit einer Wernicke-Aphasie verblüffen ihre Umgebung mit einem ausgesprochenen Redefluss, der kaum zu stoppen ist. Das Benutzen von Floskeln täuscht dem unachtsamen Zuhörer eine intakte Spontansprache vor. Bei genauerem Hinhören entdeckt man allerdings viele Wortneuschöpfungen oder lautliche Entstellungen bekannter Wörter.

7.2.3 Broca-Aphasie

Diese Grundform der Aphasie zeichnet sich durch ein gut erhaltenes Verständnis für die gesprochene Sprache aus. Allerdings darf sie nicht zu komplex aufgebaut sein. Das Lesen ist normalerweise bei der Broca-Aphasie möglich. Auch hier gilt, dass die gelesenen Sätze nicht zu umständlich aufgebaut sein dürfen.

Sprachverständnis gut erhalten

Das Produzieren der Spontansprache ist grundsätzlich möglich, jedoch in stark vereinfachter Struktur. Es werden unter größter Anstrengung knappe Sätze gebildet, die zuweilen einen Telegrammstil haben. Menschen mit einer Broca-Aphasie brauchen beim Sprechen viel Zeit, da sie oft Pausen einlegen müssen und auch der motorische Sprechvorgang selbst sehr mühsam ist.

7.2.4 Amnestische Aphasie

Wie bei der Broca-Aphasie ist das Verstehen gesprochener Sprache intakt. Die Schriftsprache bereitet üblicherweise wenige Probleme. Allerdings ist die Spontansprache im Sprachfluss stark beeinträchtigt, da dem Sprechenden viele Wörter fehlen. Da das benötigte Vokabular fehlt, wirkt die Spontansprache rasch „verhackstückt". Das andauernde, vergebliche Ringen nach Worten ist für Menschen mit einer amnestischen Aphasie äußerst frustrierend, da sie vom Sprachverständnis her ansonsten problemlos kommunizieren könnten. Durch den erhöhten Stresspegel bzw. die Verärgerung über sich selbst verstärken sie unfreiwillig das Problem.

Wortfindungsstörungen

7.2.5 Assoziierte Rechenstörungen

Bei allen vier Grundformen der Aphasie können Schwierigkeiten im Umgang mit Zahlen auftreten. Bereits das Erkennen einfacher Ziffern kann beeinträchtigt sein. Häufiger bereiten mehrstellige Zahlen Probleme. Da in der deutschen Sprache die zweistelligen Zahlen verdreht gelesen werden, müssen nicht nur beide Ziffern identifiziert, sondern auch kontraintuitiv zusammengefügt werden. Über das Zahlenerkennen hinaus können Rechenoperationen nicht mehr durchgeführt werden, da das Zahlenverständnis mit der Sprache ausgefallen ist.

Ziffern und Zahlen sind auch sprachlich

7.3 Wen betreffen Sprachstörungen?

Es wird angenommen, dass sich bei etwa 90 % der Menschen das Sprachzentrum in der linken Großhirnhemisphäre befindet. Im hinteren Abschnitt des linken Frontalhirns liegt das sogenannte Broca-Gebiet, das ein wichtiger Protagonist für die aktive Produktion menschlicher Sprache ist. Was gesagt und ausgesprochen werden will, wird zuerst im Broca-Areal vorformuliert. Wenn man beim Zuhören das Gehörte innerlich mitspricht, wird ebenfalls dieses Areal aktiviert. Daher rührt auch seine Bezeichnung als motorisches Sprachareal.

Sprachproduktion im linken Frontallappen

Ein weiterer wichtiger Mitspieler im Sprachsystem ist ein Gebiet im hinteren linken Temporallappen: das Wernicke-Gebiet, das für das Verstehen gehörter bzw. gesprochener Sprache eine entscheidende Rolle spielt (Abb. 7.2).

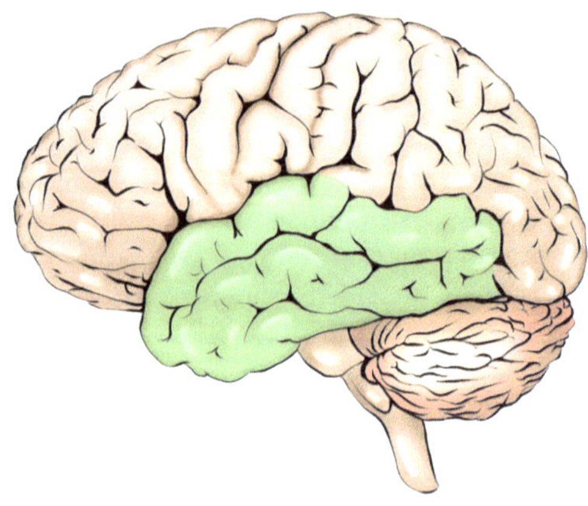

Abb. 7.2 Linker Temporallappen: Zentrum für das Sprachverständnis

Sprachverständnis im linken Temporallappen

Wird Sprache gelesen, „reicht" der Hinterhauptlappen das Gesehene ebenfalls zum Wernicke-Gebiet weiter. Hier wird das gesichtete Material als Schrift identifiziert und sprachlich gedeutet.

Da der Frontallappen und Temporallappen gemeinsam eine verhältnismäßig große Fläche im Großhirn einnehmen, ist es sehr wahrscheinlich, dass eine Verletzung der linken Großhirnrinde auch eine der vier Grundformen der Sprachstörungen nach sich zieht. Besonders häufig treten aphasische Syndrome nach folgenden neurologischen Erkrankungen auf:

1. Schlaganfälle im Bereich der linken vorderen und mittleren Hirnarterien,
2. Schädelhirntraumata mit Blutungen im Bereich des Frontallappens, Temporallappens (meist sind linkshirnige Schädigungen in den genannten Großhirnlappen sprachrelevant).

7.4 Sprechstörungen

Zwei Formen der Sprechstörung: Dysarthrie und Sprechapraxie

Nach einer erworbenen Hirnschädigung an den betreffenden Gehirnabschnitten kann eine Störung des Sprechens auftreten. Dabei ist die motorische Ausführung der Sprechbewegungen beschädigt. Es wird hörbar, dass der Betreffende den Sprechapparat nicht mehr so gut steuern kann wie ein gesunder Mensch. Das Sprachverständnis bleibt davon unberührt.

Dysarthrien

Hirnorganisch bedingte und erworbene Sprechstörungen werden in der Fachsprache als Dysarthrien bezeichnet.

Man unterscheidet verschiedene hörbare Formen der Dysarthrie:

Dysarthrie

1. Verwaschenes und undeutliches Sprechen bei sehr langsamem Sprechtempo. In diesem Fall liegt dem Problem eine schlaffe Sprechmuskulatur zugrunde, wie Z. B. eine herabgesetzte Kraft der Zunge und des Zungenbeins.
2. Hartes und polterndes Sprechen mit reduzierter Sprechausdauer. In diesem Fall liegt der Störung eine hart angespannte Sprechmuskulatur zugrunde. Die für das Sprechen benötigte Atemluft kann nur noch stoßartig gebündelt werden. Der Sprechende muss die Worte mit viel Kraftaufwand regelrecht herauspressen.

Patienten mit einer Dysarthrie können nur mit vielen Pausen Sprechleistungen erbringen. Sie werden wegen der Mehranstrengung schnell heiser und müssen das Sprechen einstellen.

Neben den Dysarthrien können Sprechapraxien das Sprechen enorm erschweren oder unmöglich machen. Apraxie bedeutet im Griechischen „Untätigkeit". Im speziellen Fall geht es darum, dass das Sprechen es schlichtweg „nicht mehr tut".

Hier ist das Initiieren des Sprechvorgangs für die Betroffenen besonders mühsam. Obwohl sie den Wunsch haben, sich sprachlich mitzuteilen, gelingt es ihnen nicht, das entsprechende Sprechprogramm bzw. den Anfang zu finden.

Sprechapraxie

Eine Sprechapraxie ist die erworbene, hirnorganisch bedingte Unfähigkeit, eigenständig einen Sprechvorgang zu beginnen.

Bekommen Menschen mit einer Sprechapraxie allerdings Hilfestellung durch ein Reizwort, kann der Sprachvorgang quasi „angeschubst" werden. Sobald das Sprechen einsetzt, ist die Spontansprache unauffällig, da Wortschatz und Sprachverständnis gut funktionieren.

7.5 Wen betreffen Sprechstörungen?

Wie unter ▶ Abschn. 7.4 erwähnt, geht es bei erworbenen Sprechstörungen wie der Dysarthrie und der Sprechapraxie um Störungen des Artikulationsvorgangs. Sie werden verursacht durch Hirnverletzungen an den Arealen, die an der Sprechmotorik beteiligt sind. Am häufigsten sind neurologisch bedingte Sprechstörungen nach Schlaganfällen oder Schädelhirntraumata mit folgenden verletzten Hirnabschnitten zu erwarten:

- Verletzungen im Bereich der motorischen Zentren des Frontallappens,
- Verletzungen im Bereich des Kleinhirns (Feinmotorikkontrolle),
- Verletzungen der Hirnnerven, die den Mund- und Schlundraum versorgen,
- Verletzungen tiefliegender Hirngebiete unterhalb des Großhirns, die ebenfalls die menschliche Motorik und Sprechmotorik mitbeeinflussen.

7

7.6 Was kann man dagegen tun?

Wenn nach einer Hirnverletzung das Sprachsystem leidet, ist eine konsequente logopädische Behandlung unerlässlich. Diese Empfehlung gilt gleichermaßen für die Aphasien sowie für die motorischen Sprechstörungen. Dennoch gibt es einige Grundregeln im Umgang mit einer erworbenen Sprach- oder Sprechstörung. Diese Regeln können sowohl den Betroffenen selbst, als auch ihren Angehörigen und Freunden ans Herz gelegt werden.

Logopädie ist die wichtigste Behandlung

■ Zeit lassen

Absolut kontraproduktiv ist die Ungeduld der Patienten oder ihr Gefühl, von der Ungeduld anderer gehetzt zu werden. Sie wollen ihre Interaktionspartner nicht strapazieren und ziehen es deswegen oft vor, nichts mehr zu sagen.

Wichtigste Grundregel: Keine Hektik!

Solche Situationen von Anspannungen sollten immer unmittelbar angesprochen und geklärt werden. Sollte die Zeit wirklich einmal knapp sein, was im Alltag keine Seltenheit ist, kann miteinander ein späterer Zeitpunkt verabredet werden, an dem alle Beteiligten mehr Zeit und Gelassenheit haben.

Nach Möglichkeit sollten Angehörige und Freunde davon Abstand nehmen, dem Patienten mit Sprach- oder

Sprechstörungen ins Wort zu fallen. Gerade wenn es im Alltag schnell gehen muss, neigen wir dazu, Hilfestellung zu geben, indem wir mehrere Wörter vorschlagen oder vorweggreifen, was wir glauben, verstanden zu haben. Auch wenn es zuweilen sehr viel Selbstdisziplin kostet, sollte zuerst abgewartet werden. Durch eine kurze Zusammenfassung des Gesagten kann der/dem Sprechenden die Gelegenheit geboten werden, zu bestätigen oder zu verneinen, ob sie oder er richtig verstanden wurde.

Menschen mit Sprach- und Sprechstörungen brauchen Zeit

Taktgefühl zeigen

Trotz eines kompletten Sprachverlustes wie bei einer Globalaphasie haben Erkrankte ein feines Gespür für Stimmungen und Emotionen. Mit der gesprochenen Sprache wird viel Unausgesprochenes mittransportiert. Selbst wenn der Sinn gesprochener Worte nicht mehr erschließbar ist, wissen Globalaphasiker meist sofort, wenn über sie gesprochen wird.

Trotz Sprachstörungen verstehen Betroffene das Unausgesprochene gut

Das tägliche Miteinander mit einem Menschen, der sich weder sprachlich mitteilen kann noch sprachliche Mitteilungen an ihn versteht, kann sehr fordernd und anstrengend sein. Konflikte und aggressive Aufladungen sind unvermeidbar und natürlich. Familie und Freunde sollten es vermeiden, im Beisein der Patienten in irgendeiner Weise abwertend über sie zu sprechen. Sollte sich die Anspannung aufschaukeln, kann eine kurze Interaktionspause vereinbart werden. Durch eine kurze räumliche Trennung haben alle Beteiligten die Möglichkeit, sich emotional zu entspannen und zu regulieren.

Taktgefühl und Respekt gegenüber den Patienten zeigen; Spannungen wohlwollend Raum geben

Tagesformschwankungen

Trotz einer erfolgreichen logopädischen Therapie kann es durchaus vorkommen, dass sich die Sprachleistungen vorübergehend wieder verschlechtern. Selbst wenn sich eine Aphasie oder eine Dysarthrie deutlich hörbar erholt hat, können sie die Spontansprache merklich stören, wenn die Betroffenen in einer schlechten Tagesform sind. Gerade Wortfindungsstörungen erweisen sich als hartnäckige Begleiter. Sie treten immer stärker zum Vorschein, wenn die Betroffenen müde oder emotional angespannt sind bzw. unter Zeitdruck stehen.

Auch Sprache kennt Tagesformschwankungen

Treten Sprach- oder Sprechstörungen überraschend stärker auf, sollte eine „Problemanalyse" mögliche Ursachen für Anspannungen aufdecken. Systematische Pausen, wie in ▶ Kap. 4 besprochen, schaffen auf Dauer Abhilfe.

Wie bei allen neurologischen Krankheit: Pausen sind überlebensnotwendig

■ Selbstbewusst handeln

Fremden selbstbewusst entgegen treten; Sprach- oder Sprechstörung selbstbewusst kommunizieren

Die klinische Erfahrung mit aphasischen Menschen zeigt, dass sie im Laufe ihrer Erkrankung immer mehr dazu neigen, bestimmte Situationen zu vermeiden. Die Vermeidung gilt vielen Situationen, in denen sie in Anwesenheit Fremder sprechen müssen. Familie und Freunde können ihren betroffenen Angehörigen ermutigen, in solchen Situationen selbstbewusst mit der Sprachstörung umzugehen. Wenn es als akzeptabler Weg erscheint, kann den neuen Interaktionspartnern z. B. durch eine kurze schriftliche Information die Aphasie oder Dysarthrie und der damit verbundene, erhöhte Sprechzeitbedarf mitgeteilt werden.

Keine falsche Scheu!

Es geht darum, falsche Scheu abzubauen bzw. sie gar nicht erst aufkommen zu lassen. Jede Situation, die spontan mehr selbstbewusstes Auftreten erfordert, ist eine wichtige Gelegenheit, die sprachlichen Fähigkeiten zu trainieren.

■ Umgang mit Geld üben

Verständnis für Mengen und Größen sind auch Sprachleistungen

Zusammenhängend mit der Sprachstörung kann das Verstehen von Zahlen und Größen ein großes Problem darstellen. Dennoch sollten Patienten, die damit Schwierigkeiten haben, den Umgang mit Geld üben. In der Therapiepraxis hat es sich bewährt, einen überschaubaren Geldbetrag für tägliche Einkäufe bereitzuhalten. Wenn möglich, sollte immer bar bezahlt werden. Der Umgang mit Münzen und Geldscheinen kann auf Nachfrage in der Ergotherapie oder Logopädie trainiert werden.

■ Telefonnummern wählen mit Tricks

In Zeiten von Smartphones und Handys mit integriertem Telefonbuch ist dieser Tipp weniger relevant. Er sollte dennoch kurze Erwähnung finden.

Sollten Telefonnummern notiert werden müssen, empfiehlt es sich, diese Ziffer für Ziffer untereinander (anstatt nebeneinander) aufzuschreiben. Das erleichtert dem Patienten, der Schwierigkeiten im Zahlenlesen hat, den schnellen optischen Vergleich zwischen der notierten Ziffer und der entsprechenden Zahlentaste am Telefon.

Gedächtnis ist nicht gleich Gedächtnis: Gedächtnisstörungen

C. Kuhn, *Ratgeber Schlaganfall, Schädelhirntrauma und MS*,
https://doi.org/10.1007/978-3-662-57322-8_8

Fallbeispiel

„Vor seinem Autounfall war mein Mann für mich und unsere Freunde eine wandelnde externe Festplatte. Er merkte sich alle Geburtstage im Freundeskreis. Wenn irgendetwas Wichtiges anstand, hat er mich daran erinnert. Ich musste mir deswegen nie irgendwelche Termine aufschreiben. Ich musste nur Thomas fragen. Auf seiner Arbeitsstelle schätzten ihn die Kollegen und Vorgesetzten besonders wegen seiner Zuverlässigkeit. Auf Thomas konnte sich jeder verlassen.

Seit dem Unfall vor drei Jahren ist sein Gedächtnis wie ein Sieb. Das sagt er selbst. Neulich hat er vergessen, unsere vierjährige Tochter vom Kindergarten abzuholen. Und das, obwohl er Urlaub hatte und zuhause war. Das wäre ihm früher nie passiert. Bitte ich ihn darum, nach Feierabend noch schnell etwas vom Bäcker und Metzger mitzubringen, kann ich mich darauf verlassen, dass er, wenn überhaupt, entweder beim Bäcker oder beim Metzger war, aber niemals an beide Aufträge denkt. In seinem Arbeitszimmer zuhause kleben überall diese gelben Post-it-Zettelchen. Selbst unser Kühlschrank ist damit zugekleistert, weil er sich alles aufschreiben muss, damit er es nicht vergisst. Hinterher weiß er aber nicht mehr, wann er welchen Zettel dorthin geklebt hat. Er hat keinen Überblick mehr über sein Leben. Versuche ich, ihm zu helfen, indem ich ihm Tipps geben will, wie er sich alles besser organisiert, wird er wütend. Meist erinnert er sich auch gar nicht mehr daran, was er vor ein paar Tagen so alles vergessen hat. So kann es nicht mehr weitergehen."

(Sabine spricht über ihren Ehemann Thomas, 34 Jahre, der 2013 bei einem Frontalaufprall ein schweres Schädelhirntrauma erlitt.)

8.1 Was ist das Problem?

Thomas leidet unter Gedächtnisstörungen. Sie sind neben Aufmerksamkeitsstörungen die häufigsten Probleme, mit denen Menschen nach einer erworbenen Hirnschädigung zu kämpfen haben. Es geht dabei nicht allein um kleinere Vergesslichkeiten, die den Alltag manchmal etwas aufreibend machen.

Umfassende Gedächtnisstörungen erschweren das Lernen neuer Informationen erheblich. Sie machen es uns beinahe unmöglich, uns neues Wissen anzueignen, uns an Gespräche zu erinnern oder unsere tagtäglichen Pläne und Verabredungen im Kopf zu koordinieren. So wie bei Thomas, der vor seinem Unfall ein durchorganisierter Mann war, der wegen seiner hohen Zuverlässigkeit von allen geschätzt wurde. Nach seinem Unfall scheint er bereits überfordert zu sein, wenn er an mehr als einen Auftrag oder eine Bitte denken soll. Mit den Klebezetteln unternimmt er den Versuch, möglichst jeden wichtigen Gedanken auf Papier zu bannen, bevor er ihm wieder aus dem Gedächtnis entschwindet.

Gedächtnisstörungen: Sehr häufig nach Hirnverletzung

8.2 Gedächtnissysteme

Gedächtnis ist nicht gleich Gedächtnis. Es ist ein hochkomplexes Netzwerksystem, das alle Erfahrungen und Erlebnisse speichert, die ein Mensch im Verlauf seines Werdens und Seins sammelt. Nur mit dem Wissen unseres Gedächtnisses, den Erinnerungen und mit ihnen verbundenen Emotionen, können Menschen ihre persönliche Identität entwickeln und sich als die Menschen definieren, die sie sind. Die Gedächtnisforschung blickt auf eine lange Tradition zurück. Generationen von Forschern beschäftigten sich über die Zeit mit sehr unterschiedlichen Gehirnarealen, die an Gedächtnisprozessen beteiligt sind. Heute wissen sie, dass es nicht einfach nur ein Gedächtnis gibt, das einen festen Platz im Gehirn einnimmt. Das menschliche Gedächtnis ist wohl vielmehr das komplizierteste und geheimnisvollste System der Informationsverarbeitung, das alle Gehirnabschnitte einbindet und orchestriert.

Gedächtnis ist ein komplexes Netzwerk

Um Gedächtnisstörungen wie im Fallbeispiel zu verstehen und mit ihnen umzugehen, werden einige wenige Grundprinzipien in der Organisation der Gedächtnisarbeit vorgestellt. Das Gedächtnis scheint in seinem Aufbau nach zwei Ordnungsprinzipien ausgerichtet zu sein:

Alle Gehirnregionen am Gedächtnis beteiligt

1. Einmal nach einem Zeitprinzip und
2. zusätzlich nach einem Funktionsprinzip.

8.2.1 Kurzzeit- und Arbeitsgedächtnis

Das Zeitprinzip teilt das Gedächtnisnetzwerk in ein Kurzzeit- bzw. Arbeitsgedächtnis und ein Langzeitgedächtnis ein. Nehmen wir mit unseren Sinnen eine neue Information bewusst wahr, sortiert das Kurzzeitgedächtnis sie danach, ob sie sprachlich oder nichtsprachlich bzw. bildhaft sind.

Kurzzeit- und Arbeitsgedächtnis = Arbeitsspeicher

Kommt uns die Information per Sprache zu, wird eine Art internes Tonband angeschaltet. Durch automatische Wiederholungen hält das Tonband die Information so lange in einer Art Warteschleife im Kurzzeitgedächtnis fest, bis entschieden ist, ob die neuen Daten abgespeichert oder gelöscht werden sollen. Normalerweise kann ein gesundes Kurzzeitgedächtnis etwa 5 bis 9 Informationseinheiten bis zu etwa zwei Minuten in der Warteschleife halten. Danach muss entschieden werden, was mit ihnen passieren soll.

Tonband läuft mit

Das Kurzzeit- und Arbeitsgedächtnis kann 5 bis 9 Informationseinheiten für etwa zwei Minuten im Arbeitsspeicher des Gedächtnisses halten. Danach werden die Informationen in das Langzeitgedächtnis übergeführt. Eine Informationseinheit kann ein Wort, eine Zahl oder ein Bild sein.

Am Beispiel von Thomas wäre es so, dass er alle Produkte im Geiste aufsagen müsste, die er für seine Frau auf dem Nachhauseweg einkaufen soll. Auf diese Weise könnte er der still aufgesagten, kurzen Einkaufsliste den Weg ins Langzeitgedächtnis bahnen.

Ist die neue Information nichtsprachlich, wird eine Art mentaler Malblock aktiviert. Er sorgt dafür, dass bildhafte Informationen mit ihren räumlichen Eigenschaften rasch nachgezeichnet werden und für eine Dauer von etwa 2 Minuten als Bildschleife im Kurzzeitgedächtnis verbleiben. Ein Beispiel für die Anwendung des mentalen „Bildernotizblocks" ist der kurze Blick in einen möblierten Raum, den man danach möglichst detailgetreu beschreiben soll. Um diese Aufgabe zu meistern, muss der kurzgesehene Raum im Geiste grob und schnell nachgezeichnet bzw. skizziert werden.

Bildernotizblock gezückt

Da das Kurzzeitgedächtnis nicht bloß ein passiver Behälter ist, sondern mit seinen Warteschleifen aktiv eingreift, spricht man zu Recht vom Kurzzeit- und Arbeitsgedächtnis. Das Arbeitsgedächtnis kann durch den stärkeren Einsatz von Aufmerksamkeit dafür sorgen, dass die Informationen in der Warteschleife intensiver verarbeitet werden und damit ihre Chance, ins Langzeitgedächtnis überzugehen, erhöhen. Ob die Inhalte mehr Aufmerksamkeit erhalten, hängt unter anderem davon ab, welchen emotionalen Gehalt sie für den Betreffenden haben. Je stärker die emotionale Bewertung des Inhalts ausfällt, egal ob er positive oder negative Gefühle auslöst, desto tiefer wird er verarbeitet und desto schneller findet er den Weg in das Langzeitgedächtnis.

Arbeitsgedächtnis ist mit dem Arbeitsspeicher im PC vergleichbar

Sprachliche Informationen werden im Kurzzeit- und Arbeitsgedächtnis anders verarbeitet als nichtsprachliche bzw. bildhafte Informationen. Sie werden getrennt analysiert und abgespeichert. Das Gehirn setzt ein internes Tonband und einen Bildernotizblock ein, um neu eingehende Informationen kurzfristig zu protokollieren.

8.2.2 Das Langzeitgedächtnis

Das Langzeitgedächtnis ist für den Menschen wie die Hauptfestplatte für den Computer. Hier wird jegliches Wissen, jede Erfahrung, die der Mensch in seiner Biographie gesammelt hat, abgelegt und gespeichert. Tagtäglich erhalten die Langzeitgedächtnisspeicher neue Daten, die wieder abgespeichert werden müssen. So wächst das Gedächtnis mit jedem Tag eines Lebens.

Langzeitgedächtnis ist menschliche Hauptfestplatte

Das Langzeitgedächtnis organisiert sich nach dem Funktionsprinzip. Ähnlich wie auf einem Computer verschiedene Verzeichnisse angelegt werden können, legt auch das Langzeitgedächtnis Verzeichnisse an, die nach verschieden Funktionen unterteilt sind. Nennen wir sie einfach Funktionsverzeichnisse. Das Faktenwissen, d. h. das Wissen über die Welt, bildet ein eigenes Verzeichnis, ebenso das biographische Wissen. Beide Funktionsverzeichnisse stellen Erinnerungen zur Verfügung, auf die das Langzeitgedächtnis gezielt und bewusst zugreifen kann. Es kann daraus Inhalte ausdrücklich beschreiben und benennen.

Funktion als Organisationsprinzip

Daneben gibt es ein drittes Funktionsverzeichnis für sogenannte prozedurale Funktionen. Hier versammeln sich alle jemals erlernten, körpermotorischen Prozesse (Klavierspielen, Fahrradfahren etc.) sowie kognitive Fertigkeiten, wie automatische Problemlösungsstrategien (z. B. Kartenspielen) u. Ä. Das prozedurale Wissen kann weniger gut sprachlich abgerufen werden, aber dafür körperlich. Wir alle kennen das Phänomen, dass der Körper scheinbar sein eigenes Gedächtnis hat. Ein typisches Beispiel ist das Fahrradfahren. Einmal erlernt, vergisst man es nicht mehr. Selbst wenn jemand erst nach vielen Jahren wieder ein Fahrrad besteigt, könnte er sofort losfahren. Bittet man aber einen fahrenden Radfahrer darum, verbalsprachlich exakt zu beschreiben, wie er just in diesem Moment seine Bewegungen zum Fahren einsetzt, gerät er mit höchster Wahrscheinlichkeit ins

Drei Funktionsverzeichnisse: Faktengedächtnis, biographisches Gedächtnis, Körpergedächtnis.

Körperliche Erinnerungen sind überdauernd

Schleudern. Der automatisierte Abruf aus dessen Körpergedächtnis würde durch den sprachlichen Eingriff in seinem Ablauf empfindlich gestört.

Wie am PC werden neue Dateien in die Verzeichnisse des Langzeitgedächtnisses einsortiert. Die Verzeichnisse organisieren die Gesamtheit des Wissens, das wir im Verlauf unseres Lebens erwerben. Fassen wir noch einmal die Funktionsverzeichnisse zusammen:

1. Faktenwissen: Wissen über die Welt (geschichtliche Daten, physikalische Gesetze, das Einmaleins etc.),
2. biografisches Wissen: Gedächtnisinhalte mit Bezug zu persönlichen Erlebnissen,
3. prozedurales Wissen: motorische Fertigkeiten, kognitive Fähigkeiten etc., vergleichbar mit einem „Körpergedächtnis".

8.3 Übergang vom Kurzzeit- ins Langzeitgedächtnis

Um Inhalte des Kurzzeit- und Arbeitsgedächtnisses in das Langzeitgedächtnis überzuführen und nutzbar zu machen, bedarf es eines mühevollen Abspeicherungsprozesses. Der Prozess kann in zwei Verarbeitungsabschnitte untergliedert werden:

1. Enkodierung: Konzentrierte Bearbeitung der neuen Informationen
2. Konsolidierung: Abspeicherung der bearbeiteten Informationen

Je gründlicher die Enkodierung abläuft, d. h. je aufmerksamer und intensiver neue Lerninhalte verarbeitet, analysiert, geprüft etc. werden, desto besser können sie behalten werden. Häufig wird der Prozess des Übergangs vom Kurz- und Arbeitsgedächtnis ins Langzeitgedächtnis mit einem Trichter verglichen. Alle neuen Informationen, die erfolgreich den Trichterhals passieren, gelangen ins Langzeitgedächtnis.

Der danach im Langzeitgedächtnis folgende Verarbeitungsabschnitt der Konsolidierung dient der Fixierung der neuen Gedächtnisinhalte. Sie müssen „solide" gemacht werden, damit sie möglichst stabil im Langzeitgedächtnis abgespeichert bleiben.

Um neue Lerninhalte unvergesslich zu machen, bedarf es einer gründlichen Verarbeitung der neuen Informationen. Man spricht in dieser Phase von der Enkodierung. Je ausgiebiger die Enkodierung ist, desto effektiver ist der Abspeicherungsprozess.

8.3.1 Gedächtnissyndrome

Patienten mit schweren Hirnschädigungen können sich an die ersten Tage bis Wochen auf der Intensivstation und im Krankenhaus meistens nicht erinnern. Ebenso scheint die Zeit davor in Luft aufgelöst. Bei schweren Hirnverletzungen markiert der Zeitpunkt der Hirnverletzung einen symbolischen Mittelpunkt, um den sich eine Gedächtnislücke wie eine Insel ausbreitet. Meist können sich neurologisch schwer erkrankte oder verunglückte Patienten nicht mehr an den Zeitraum von einigen Monaten vor ihrem Unfall bis zu wenigen Wochen danach erinnern. Man spricht in solchen Fällen von einer sogenannten posttraumatischen Amnesie. Sie sind nicht unüblich und bilden sich normalerweise innerhalb weniger Wochen wieder zurück. In dieser Zeit kann man beobachten, wie sich das Gedächtnis von Tag zu Tag erholt.

Erholt sich das Gedächtnis aber nicht, und die Erinnerung an die Zeit vor der Hirnschädigung bleibt für immer verloren, liegt eine retrograde Amnesie vor.

Ist ab dem Zeitpunkt der Hirnschädigung das Erlernen und Abspeichern neuer Informationen stark gestört oder gar nicht mehr möglich, spricht man von einer anterograden Amnesie.

Wenn weder die früheren, alten Erinnerungen wiederherstellbar sind, noch neue Erinnerungen entwickelbar, ist ein amnestisches Syndrom eingetreten. Dieses verbindet die Symptome einer retrograden Amnesie mit denen einer anterograden Amnesie. Das amnestische Syndrom gilt als schwerste Form einer Gedächtnisstörung. ◘ Tab. 8.1 fasst alle Gedächtnissyndrome nochmals in der Übersicht zusammen.

Alle vier Gedächtnissyndrome bedürfen langwieriger und intensiver neuropsychologischer Behandlungen. Die Prognosen für Gedächtnisstörungen sind meistens weniger günstig. Die betroffenen Menschen bleiben für gewöhnlich auf die Unterstützung des sozialen Umfelds angewiesen.

Neben schweren Gedächtnisausfällen gibt es eine ganze Reihe von leichteren Störungen des Gedächtnisses, die das Leben mit einer neurologischen Erkrankung sehr

Tab. 8.1 Gedächtnissyndrome

Gedächtnissyndrome	Nichterinnerbarer Zeitraum
Posttraumatische Amnesie	Wenige Monate vor der Hirnschädigung bis wenige Wochen nach der Hirnschädigung
Retrograde Amnesie	Zeitraum bis zur Hirnschädigung
Anterograde Amnesie	Zeitraum ab der Hirnschädigung
Amnestisches Syndrom	Zeitraum vor UND nach der Hirnschädigung

erschweren können. Neue Gedächtnisinhalte können nur mit viel Aufmerksamkeitszuwendung und Anstrengung gebildet werden. Dieser Gruppe sind die weiter unten stehenden Praxistipps gewidmet.

8.4 Wen betreffen Gedächtnisstörungen?

Das Gedächtnis beansprucht mit seinen komplexen Untersystemen und Funktionskategorien alle Strukturen im Gehirn. Dementsprechend können nach fast allen Schädigungen des Gehirns Gedächtnisstörungen auftreten. Besonders hoch liegt die Wahrscheinlichkeit bei Erkrankungen, die viele Gehirnabschnitte betreffen. Dazu gehören:

1. Schlaganfälle im Bereich der vorderen und mittleren Hirnarterien (Anteriorinfarkte und Mediainfarkte);
2. Schädelhirntraumata mit Blutungen im Bereich des Frontallappens, Temporallappens, Parietallappens und des Hirnstamms;
3. Hirnstammverletzungen und Verletzungen im Zwischenhirn und Mittelhirn;
4. multiple Sklerose mit umfassend gestreuten Herden im Frontallappen, Temporallappen, Parietallappen und um den Hirnstamm;
5. Schlaganfälle und Verletzungen des Kleinhirns.

8.5 Welche Gedächtnisstrategien gibt es?

Alle Strategien zur Unterstützung des Gedächtnisses setzen am Abspeicherungsprozess an. Man setzt entweder an der Phase der Enkodierung ein und sorgt für eine möglichst vertiefte Bearbeitung der zu erlernenden Information. Dadurch wird verhindert, dass neue Lerndaten einfach verloren gehen, weil sie z. B. durch weitere neue Daten verdrängt werden. Das heißt, die Strategien greifen in die Arbeit des Kurzzeit- und Arbeitsgedächtnisses ein.

Oder man setzt an der Phase der Konsolidierung an und unterstützt das Langzeitgedächtnis dabei, das Erlernte möglichst stabil zu fixieren.

Enkodierung oder Konsolidierung vertiefen

8.5.1 Strategien zur Vertiefung der Enkodierung

■ Aufmerksamkeit ist die halbe Miete

Neue Informationen und Inhalte brauchen aufmerksame Zuwendung. Mehr Zeit einplanen und dafür sorgen, dass Ablenkungen so gut wie möglich abgestellt werden. Beispiele:

Gesprächssituationen:
- einen ruhigen Raum aufsuchen,
- Tür schließen, Bescheid geben, dass man nicht gestört werden möchte,
- Fernseher, Radio, Smartphones, Telefone etc. ausstellen.

Besonders aufmerksam sein

Lesen (z. B. wichtiger Amtsbriefe, Anschreiben etc.):
- ruhigen Raum aufsuchen,
- Ablenkungen abstellen,
- sich selbst Abschnitt für Abschnitt laut vorlesen,
- Pause nach jedem kurzen Abschnitt und laut sprechend zusammenfassen,
- ggf. Notizen machen oder auf einem separaten Blatt Fragen notieren.

■ Doppelt hält doch besser

Wie wir nun wissen, sortiert das Kurzzeitgedächtnis eingehende Informationen nach deren sprachlichem oder nichtsprachlichem Gehalt. Sprachliches Material wird anders analysiert und verarbeitet als Nichtsprachliches. Es gibt also zwei Verarbeitungsspuren, so wie zwei Produktionsbänder in der Fertigungshalle einer Fabrik.

Doppelspurig fahren und abspeichern

In der Enkodierungsphase können bewusst beide Spuren aktiviert werden. Soll sprachliches Material eingeprägt werden, können dazu passende Bilder im Geiste vorgestellt und miteinander verknüpft werden.

Beispiel: Ein kurzer Einkaufszettel wird erstellt. Darauf sind Zutaten für ein Gericht notiert, z. B. Spaghetti Bolognese. Jede Zutat, in diesem Fall „Tomaten – Knoblauch – Kräutermischung – Hackfleisch – Spaghetti" folgendermaßen „durcharbeiten":

- Sich möglichst realistisch im Geiste eine Tomate „ansehen", dann Knoblauch etc.
- Überlegen, wo man in seinem Stammgeschäft oder Supermarkt alle Zutaten findet.
- Den Supermarkt im Geiste durchgehen, als würde man sich einen Filmclip davon ansehen.
- Die Gänge im Supermarkt im Geiste abgehen und nach den benötigten Zutaten suchen.
- Sich den Zubereitungsvorgang vorstellen und überprüfen, was evtl. vergessen wurde.

Sollen Bilder verarbeitet und behalten werden, können die Bilder zusätzlich mit Worten plastisch beschrieben werden.

Ein mögliches Beispiel: Der Termin bei einem neuen Frisör steht an. Die noch unbekannte Strecke von der eigenen Adresse zum Frisör wird auf einer Straßenkarte überprüft und eingeprägt. Diesen Vorgang kann man zusätzlich versprachlichen, indem die Strecke abschnittsweise mit Worten strukturiert wird. Ähnlich wie ein Navigationssystem den Fahrer lotsen würde. Zum Beispiel „Ca. 300 m nach unserem Supermarkt die zweite Straße links einbiegen. Dann etwas 800 m weiter an der dritten großen Ampelkreuzung nach rechts …"

Mit dieser Strategie fährt das Kurzzeit- und Arbeitsgedächtnis zweispurig. Sprachmaterial (Einkaufszettel) wird sprachlich und bildlich verarbeitet. Umgekehrt wird Bildmaterial im Geiste versprachlicht. Die doppelte Enkodierung verstärkt die Abspeicherungstiefe und erhöht die Wahrscheinlichkeit des Behaltens.

▪ Das kommt mir doch bekannt vor!

Neue Informationen sollten spontan auf ihre Vertrautheit geprüft werden. Neues Wissen, das sich in ein bereits bestehendes Wissensnetz integrieren lässt, hat eine höhere Chance, gründlicher abgespeichert zu werden.

Ein Beispiel: In der Zeitung steht ein interessant wirkender Artikel über die Malediven. Unter der Überschrift sind ansprechende Farbfotos zu sehen.

Bekanntheit hilft

- Vertrautheit prüfen: Sich nach der Überschrift fragen, was man bereits über die Malediven weiß. Hat jemand aus dem Bekanntenkreis schon mal dort Urlaub verbracht und davon erzählt? Hat man vielleicht schon mal einen Fernsehbericht darüber gesehen?
- Eigene Neugier befragen: Was lösen die Fotos in mir aus? Was erscheint mir attraktiv? Was interessiert mich? Was will ich noch genauer wissen? Interessiert mich die Landesgeschichte? Welche kulinarischen Besonderheiten gibt es dort?
- Während des Lesens prüfen, ob eine der eigenen Fragen bereits beantwortet wird und das Gelesene abschnittsweise kurz und lautsprechend zusammenfassen. Am Ende des Artikels sich selbst „abhören" und prüfen, welche Passage nachgelesen werden will. Sich die prüfende Frage stellen: „Was weiß ich jetzt, was ich vor dem Lesen des Artikels nicht wusste?"

Das Beispiel zeigt, dass es hilfreich sein kann, neuen Gedächtnisinhalten einen Rahmen zu geben. Man rahmt sie durch Fragen nach Bekanntheit/Vertrautheit und neue Fragen, die man zum Thema hat, und prüft unmittelbar, ob sich die Antworten dazu finden lassen.

Dieses einrahmende Vorgehen kann gleichermaßen in Gesprächen über Themen angewendet werden, die einem noch nicht so vertraut sind.

Gefühlvoll mit dem Gedächtnis arbeiten

Lerninhalte, mit denen eine bestimmte starke Emotion verknüpft werden kann, bleiben besser haften. Es können unangenehme oder angenehme Gefühle sein. Beide Qualitäten sind gleichermaßen wirksam. Wenn die Zeit es erlaubt, sollten neue Informationen danach geprüft werden, welche Erinnerungen und vertrauten Gefühle sie auslösen. Damit ist nicht gemeint, dass man sich im Zustand negativer Emotionen Dinge merken soll. Sich z. B. darüber zu ärgern, dass man einkaufen gehen muss und verärgert den Einkaufszettel auswendig zu lernen, bringt wenig Erfolg.

Emotionen verleihen Tiefe

Es gilt zu vermeiden, sich in einem aufgewühlten oder erschöpften Zustand neuen Inhalten widmen zu wollen. Emotionaler Stress und körperliche Erschöpfung erschweren das Lernen bzw. den Neuerwerb von Gedächtnisinhalten.

■ **Kein falscher Ehrgeiz**

Viele Menschen mit Gedächtnisproblemen vermeiden es, sich Dinge aufzuschreiben, aus der Angst heraus, das Notieren hindere ihr Gedächtnis daran, zu trainieren und besser zu werden. Diese Sorge ist unbegründet. Durch Notizen können Dinge und Inhalte, die behalten werden sollen, nach Relevanz vorsortiert oder nach Kategorien eingeteilt werden (z. B. Besorgungen, wichtige Termine etc.). Das Notieren anstehender Aufgaben sorgt für Entlastung. Entlastung wiederum wirkt sich auf die Gedächtnisarbeit förderlich aus.

Hilfsmittel sogar erwünscht

■ **Keine Zettelwirtschaft**

Mit den Notizen sollte nicht zusätzliches Chaos entstehen. Nicht wie Thomas aus dem Fallbeispiel die Wohnung mit kleinen Merkzetteln bekleben! Bewährt haben sich DIN A5 große Kalenderbücher. Sie bieten Tagesblätter mit Uhrzeiten und damit ausreichend Platz für tägliche Einträge und Protokolle.

Darüber hinaus helfen Kalenderprotokolle dabei, Rückschau über die Woche oder den Monat zu halten. Auf diese Weise kann das persönliche Gefühl von Kontinuität und Zeitverläufen geprüft und gestärkt werden.

Ordnung ist das halbe Gedächtnisleben

8.5.2 Strategien zur Vertiefung der Konsolidierung

Sobald neue Gedächtnisinhalte den Übergang ins Langzeitgedächtnis geschafft haben, müssen sie durch weitere Abspeicherungsprozesse konsolidiert bzw. fixiert werden. Dieser Prozess braucht mehrere Wochen, in denen sie immer wieder in allen Gehirnabschnitten aufgearbeitet und im Netzwerk des Gehirns festgeschrieben werden. Bis diese Abspeicherung abgeschlossen ist, bleiben die neuen Gedächtnisinhalte leider sehr flüchtig. Das erklärt auch, weshalb Menschen mit einer schweren Hirnverletzung sich an Dinge, die einige Monate vor dem Ereignis und wenige Wochen danach passiert sind, so schlecht bis überhaupt nicht erinnern können. Der Prozess des Abspeicherns im Gehirn wurde unterbrochen. Wie bei einem Computer gehen noch nicht gespeicherte Dateien verloren, wenn der Rechner mitten im Arbeitsprozess abstürzt.

Mehrere Wochen bis zur endgültigen Abspeicherung

Wie gut die Konsolidierungsarbeit des Gedächtnisses vollzogen wird, hängt von vielen Faktoren ab. Auf einige der Faktoren kann man Einfluss nehmen:

- emotionale Stabilität,
- ausreichend Schlaf,
- Vermeidung von Substanzen, die den Körper belasten (Alkohol, Nikotin, zu fettreiche und zuckerhaltige Nahrung etc.),
- ausreichend Bewegung.

Alle bisher besprochenen Strategien zielen auf das gründlichere Abspeichern von Gedächtnisinhalten ab. Abschließend noch eine kurze Anmerkung zum Gedächtnisabruf.

Damit Gedächtnisinhalte uns nutzen, müssen sie gezielt abrufbar sein. Der Abruf erfolgt auf mehreren Wegen:

- bewusstes Abrufen ohne Hinweisreize,
- bewusstes Abrufen mit Hinweisreizen,
- unbewusstes und reflexhaftes Abrufen (z. B. kann der Geruch frisch gemähten Grases plötzlich an den letzten Almurlaub erinnern, oder das besondere Sonnenlicht am Abend ruft überraschend Erinnerungen an einen Strandurlaub hervor etc.).

Abruf auf drei Wegen

Notizen aus Gedächtnisprotokollen, wie sie z. B. mithilfe der Kalenderbucheinträge oben vorgeschlagen wurden, liefern nützliche Hinweisreize. Gerade wenn das spontane Erinnern schwerfällt, flüstern uns Stichwörter wie Souffleure im Theater zu, worum es gerade geht.

Schlagwortartige Notizen reichen aus, wenn sie für den Aufschreibenden aussagekräftig genug sind. Sie funktionieren wie Passwörter, die den Zugang zu einer Computerdatei berechtigen. Angehörige und Freunde können ebenfalls als Souffleure fungieren, indem sie mit kurzen Stichwörtern aushelfen.

Das menschliche Gedächtnis ist ein hochdynamisches Produkt des Gehirnnetzwerks. Gedächtnisinhalte werden nach ihrer sprachlichen und bildhaften Beschaffenheit sowie ihrem emotionalen Gehalt für das Individuum verarbeitet und gespeichert. Das Gedächtnis ist im stetigen Wandel, es arbeitet dynamisch und verändert sich. Um die komplexen Prozesse zu unterstützen, braucht es möglichst stabile und stärkende Lebensbedingungen wie ausreichend Schlaf, Bewegung, gesunde Ernährung und vor allem emotionale Ausgeglichenheit (■ Abb. 8.1).

KZG
Kurzzitgedächtnis
Alles, was man sieht und hört, wird im KZG protokolliert!
Das KZG benutzt „Tonband & Malblock"
Deswegen:
Augen und Ohren auf!
Aufmerksam bleiben!
Keine Ablenkungen!
AG
Arbeitsgedächtnis
2-spurig arbeiten!
Worter, die behalten werden sollen, laut oder in Gedanken mitsprechen und wiederholen!
Passende Bilder dazu ausmalen!
Bilder, die behalten werden sollen, wortreich beschreiben!
LZG
Langzeitgedächtnis
Bis zur endgültigen Abspeicherung bleibt das Neue eine unsichere Erinnerung!
Faktenwissen und biographisches Wissen müssen erst neue Spuren ziehen!
Wiederholungen helfen, neue Spuren im Gedächtnis zu vertiefen!
Neue Fertigkeiten mit viel Übung und Routinen einschleifen!
Im Schlaf lernen: Gedächtnis speichert Neues im Schlaf ab!

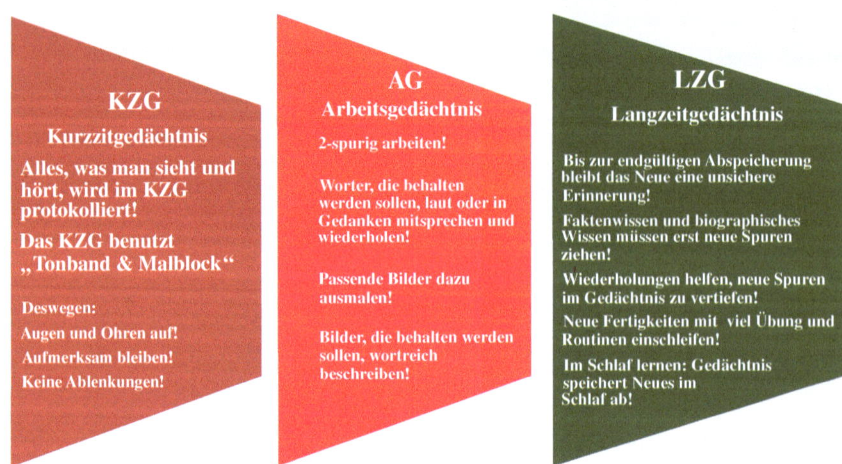

8

Abb. 8.1 Strategien zur Unterstützung der Gedächtnisprozesse

Bis neue Informationen im Langzeitgedächtnis stabil fixiert sind, muss einige Zeit vergehen. Bis es soweit ist, bleiben die Informationen flüchtig. Alle Maßnahmen, die das Langzeitgedächtnis in seiner Arbeit unterstützen, sind zuträglich und erwünscht. Dazu gehören ausreichend Schlaf und Bewegung, Entspannung des Körpers und des Geistes. Alles vermeiden, was den Körper bei der Arbeit stört. Dazu gehören Hektik, Stress für Körper und Geist, z. B. durch Alkohol oder Schlafmangel.

Warum schwankt meine Welt? Schwindel

C. Kuhn, *Ratgeber Schlaganfall, Schädelhirntrauma und MS*,
https://doi.org/10.1007/978-3-662-57322-8_9

9

Fallbeispiel

„Seit meinem Sportunfall habe ich das Gefühl, auf einem Schiff zu leben. Es gibt kaum Tage, an denen ich nicht das Gefühl habe, auf hoher See zu sein. Der Boden unter meinen Füßen scheint zu wanken, wie ein Schiff auf Seegang. Ständig schwanke ich. Von rechts nach links, von hinten nach vorne. So geht es eigentlich fast den ganzen Tag. Es kommt wirklich sehr selten vor, dass ich mal festen Boden unter mir habe. Ganz zu Beginn, das war noch in der Rehaklinik, so ca. 3 Wochen nach meinem Fahrradsturz, hatte ich einen ganz schlimmen Drehschwindelanfall. Das war fürchterlich. Ich wusste buchstäblich nicht mehr, wo oben und unten, vorne und hinten war. Zum Glück hatte ich diesen Drehschwindel bisher nur 3 Mal. Dann muss ich mich hinlegen, es geht nichts mehr. Das Schwanken ist aber ständig. Wenn ich ausgeruht und entspannt bin, geht es ein bisschen besser. Aber das ist selten der Fall.

Meine Ärzte haben mich alle komplett auf den Kopf gestellt. Aber keiner kann irgendetwas Auffälliges feststellen. Mit meinem Gleichgewichtsorgan ist alles in Ordnung. Das haben mir meine HNO-Ärztin und mein Neurologe bestätigt. Auch der Augenarzt konnte nichts finden. Ich bin zu ihm gegangen, weil ich ganz am Anfang Doppelbilder hatte. Die sind aber fast weg. Sogar beim Orthopäden war ich, weil ich mir beim Sturz die Wirbelsäule böse geprellt habe. Der hat auch Entwarnung gegeben.

Das Problem ist, dass ich das Gefühl habe, dass mir das keiner so richtig abnimmt. Man sieht mir von außen nichts an. Aber es ist so. Ich habe nie das Gefühl, geradezustehen oder zu gehen. Alles fühlt sich schief und wackelig an.

Mein Krankengymnast war bis jetzt der einzige, der mich ernstgenommen hat. Er hat mich einfach mal über die Felder hinter seiner Praxis gescheucht. Er hat gesagt, dass es nichts nutzt, sich aus lauter Angst, umzukippen, gar nicht mehr zu bewegen. Das Gehirn muss üben, mit Unebenheiten umzugehen. Das hat mir schon sehr geholfen. Ich musste meinen ganzen Mut zusammennehmen, bin mit ihm einfach über Stock und Stein spaziert bzw. eher gewackelt. Ganz vorsichtig. Es ging. Aber der Schwindel ist noch da. Ich habe immer das Gefühl, dass er mir bei allem Schönen einen Strich durch die Rechnung macht. Der Schwindel ist für mich wie ein fieser Heckenschütze, der überall auf mich lauert. Ich bin total genervt."

(Marlon, 27 Jahre, erlitt 2015 durch einen Fahrradsturz ein schweres Schädelhirntrauma.)

9.1 Was ist das Problem?

Marlon leidet unter einem Schwankschwindel. Schwindel ist neben Kopfschmerzen ein häufiges Begleitphänomen einer neurologischen Erkrankung. Er kann nach einem schweren Schädelhirntrauma auftreten, aber auch eine multiple Sklerose begleiten.

Zwei Formen des Schwindels

Der Schwindel kann sich auch als Drehschwindel äußern. Die betroffenen Patienten vergleichen ihn mit dem Gefühl, in einer Berg-und-Tal-Bahn oder einem schnelldrehenden Karussell zu sitzen. Der Drehschwindel stellt sich ganz plötzlich ein und nimmt binnen weniger Sekunden extrem an Fahrt auf. Deswegen wird der Drehschwindel als besonders unangenehm und bedrohlich wahrgenommen.

Drehschwindel

Wesentlich häufiger als den Drehschwindel beklagen neurologische Patienten den Schwankschwindel. Er wird, wie auch von Marlon im Fallbeispiel, meistens als ein Gefühl, auf einem schwankenden Schiff zu stehen, beschrieben. Manche Betroffene vergleichen ihn auch mit dem Eindruck, auf weichem, nachgebenden Boden zu gehen, so als würde man ständig über einen meterhohen Kissenberg laufen.

Schwankschwindel: besonders häufig nach neurologischen Erkrankungen

Nach einer neurologischen Erkrankung oder Verletzung kann Schwindel als Schwank- oder Drehschwindel auftreten.

Schwindel kann, er muss aber nicht mit Gleichgewichtsstörungen einhergehen. Das macht es vielen Betroffenen so schwer, ihren Schwindel glaubhaft darzustellen. Viele Menschen setzen Schwindel mit Gleichgewichtsstörungen gleich. Dem ist aber nicht so, denn umgekehrt gibt es Patienten mit schweren Gleichgewichtsstörungen, die keinerlei Schwindelbeschwerden haben. Verletzungen am Kleinhirn sind typische Ursachen für heftigste Gleichgewichtsstörungen ohne Schwindelbeschwerden.

Schwindel kann, er muss aber nicht, mit Gleichgewichtsstörungen einhergehen. Umgekehrt können Gleichgewichtsstörungen ganz ohne Schwindel auftreten.

Schwindel ist demnach ein subjektives, individuelles Gefühl, dass die Welt aus irgendwelchen Gründen ins Wanken geraten ist. Subjektivität ist aber nicht damit zu verwechseln, dass die Betroffenen sich den Schwindel bloß „einbilden“, dass sie eigentlich kein Problem haben oder sich nur interessant machen wollen. Das ist ein potenziell sehr großes Missverständnis, das den Betroffenen und den Ursachen für den Schwindel in keiner Weise gerecht würde.

Schwindel ist ein persönliches Gefühl und nicht sichtbar

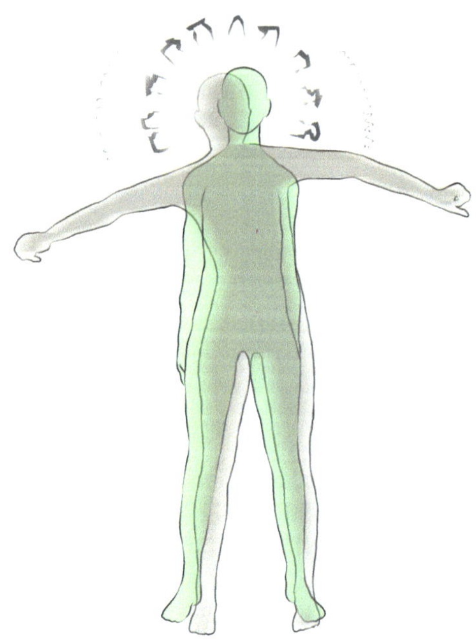

9

Abb. 9.1 Schwindel: Unsichtbares, subjektives Gefühl

Schwindel

Schwindel ist ein persönliches Körpergefühl und eine persönliche Wahrnehmung. Er bleibt für Außenstehende oft unsichtbar, weil er nicht zwingend mit Problemen des Gleichgewichts einhergeht. Der Schwindel ist aber keine psychische Einbildung (Abb. 9.1).

9.2 Wen betreffen Schwindelprobleme?

Schwindelsyndrome können nach allen Formen von Verletzungen und Erkrankungen des Gehirns festgestellt werden. Insbesondere Schädigungen unmittelbar im Hirnstamm sowie der ihn umgebenden Gebiete gehen häufig mit Schwankschwindelsymptomen einher.

Patienten mit schweren Schädelhirntraumata sowie einer multiple Sklerose scheinen besonders häufig davon betroffen zu sein. Dass gerade diese beiden Krankheitsgruppen besonders betroffen sind, liegt mit einer hohen Wahrscheinlichkeit daran, dass bei schweren Schädelhirntraumata oder einer multiple Sklerose mit weitstreuenden Demyelinisierungen mehrere Gehirngebiete gleichzeitig beschädigt sind. Die komplexe Kommunikation innerhalb des Netzwerks Gehirn wird an mehreren Stellen unterbrochen. Die Integration von sensorischen und motorischen Aktivitäten (zusammengefasst sensomotorische Aktivitäten) wird gestört.

Schwindel besonders häufig nach schwerem SHT und bei MS

Schwindel ist das Problem einer fehlerhaften Integration von Sinnesinformationen und Informationen der Körperbewegung im Hirnstamm.

9.3 Wie entstehen Schwindelgefühle?

Knapp zusammengefasst können Schwindelgefühle immer als Alarmsignal des Gehirns, genaugenommen des Hirnstamms bezeichnet werden. Der Hirnstamm hat in unserem Gehirn den Stellenwert des Zentralrechners in einem überdimensionalen Computernetzwerk. Hier werden die Sollwerte definiert, nach denen sich alle Körpersysteme zu richten haben. Er gibt dem Kreislaufsystem vor, was es zu tun hat, den Muskeln, welche Spannung sie im Ruhezustand oder in Bewegung zu halten haben, um reaktionsbereit zu sein. Er sagt unserer Aufmerksamkeit, wann wir die Augen und Ohren aufstellen sollten usw.

Durch Lernerfahrungen weiß unser Hirnstamm, wie ein unauffälliges Gesichtsfeld auszusehen hat, wie unser Körper sich anzufühlen hat, wenn er fest auf dem Boden steht oder wenn er instabil schwankt. Der Hirnstamm weiß auch, wie viele akustische Informationen er von den Ohren braucht, damit er Abstände zwischen unserem Körper und verschiedenen Gegenständen im Raum berechnen kann. Mit anderen Worten sorgt unser Hirnstamm dafür, dass wir einen permanenten Körper- und Raumüberblick haben.

Schwindel: Alarmsignal oder falscher Alarm

Die Rückmeldungen aus allen Körperregionen geben also den aktuellen Stand der Ist-Werte ans Gehirn weiter. Da der Hirnstamm die wichtigste Integrationsstelle des Gehirns ist, zeigt sein Alarm immer an, dass gerade eine Diskrepanz zwischen Soll- und Ist-Werten vorliegt, die korrigiert werden muss.

Abgleich von Ist- und Sollwerten im Hirnstamm

Damit der menschliche Hirnstamm seiner Funktion als Zentralrechner rundum gerecht wird, ist er durchgängig mit Berechnungen beschäftigt.

Für seine Analyse und Kontrolle der Lage in uns und um uns herum ist er also auf die zuverlässige Zuarbeit aller sensomotorischen Systeme aller Körperregionen angewiesen.

Fällt ein „Informant“ aus, d. h. fällt ein Sinnesorgan aus oder arbeitet nicht „rund“, fehlen dem Hirnstamm wichtige

Schwindel zeigt Fehlen von Daten im Hirnstamm an.

Ist-Daten. Seine Berechnungen geraten ins Stocken, das System fängt an zu „ruckeln". Dem kann nur abgeholfen werden, indem fehlende oder zusätzliche Daten nachträglich geschickt werden. In manchen Fällen müssen die Soll-Werte angepasst werden.

Das „Ruckeln" entspricht dem Schwindelgefühl, das neurologische Patienten plagt. Dieser Logik folgend ist der Schwindel, in erster Linie der Schwankschwindel, Anlass zu einer gründlichen „Problemanalyse".

Schwindelpatienten können sich bei steigendem Schwindelgefühl folgende Fragen stellen:

1. Geht es mir gut? Hat mich etwas körperlich oder psychisch stärker belastet als sonst?
2. Atme ich richtig? Zu schnell? Halte ich manchmal unabsichtlich die Luft an?
3. Bereiten mir meine Augen heute Probleme? Fällt es mir schwerer, mein Gesichtsfeld zu überblicken? Sehe ich verschwommener als sonst?
4. Bereitet mir das Hören heute mehr Schwierigkeiten als sonst? Ist meine Hyperakusis oder meine Schwerhörigkeit heute schlimmer als sonst?
5. Halte ich mich richtig? Beuge ich zu stark den Nacken? Krümme ich meinen Rücken mehr als sonst wegen der Rückenschmerzen? Stehen meine Füße stabil?

Mit Leitfragen eingrenzen

Das sind fünf Leitfragen, die helfen können, ungünstige Atmung oder Körperhaltungen kurzfristig zu korrigieren. Liegen sensomotorische Ausfälle wie ein Gesichtsfeldausfall, Hörstörungen oder Lähmungen vor, können Betroffene zwar nicht unmittelbare Veränderungen herbeiführen, aber das Benennen des Problems allein beruhigt. Durch die Beruhigung kann sich auch das Gehirn, insbesondere der Hirnstamm, entspannen. Die Entspannung wirkt sich wiederum günstig auf den Schwindel aus.

9.4 Was kann man tun?

▪ Schwindel als inneren Aufpasser nutzen

Die fünf unter ► Abschn. 9.3 genannten Leitfragen dienen der ersten, spontanen Korrektur bzw. Anpassung. Zu bedenken ist, dass Menschen mit einer neurologischen Erkrankung noch nicht ausreichend belastbar sind bzw. schnell in ihrer körperlichen und psychischen Ausdauer abbauen. Lässt die Konzentration und körperliche Belastbarkeit nach, arbeiten auch alle Sinne langsamer. Dadurch wird die Integrationsarbeit des Hirnstamms gestört, der sich in Form von Schwindel „beschwert". Deswegen ist der Schwindel in gewisser Weise die Tankanzeige des Menschen, die signalisiert, wann es an der Zeit ist, Kraft bzw. Ruhe und Entspannung „nachzutanken".

Schwindel ist ein Aufpasser

▪ Aktiv bleiben, nicht das Leben vermeiden

Verständlicherweise macht Schwindel oft ein mulmiges Gefühl. Vor allem Patienten, die tatsächlich schon wegen der Verunsicherung gestürzt sind, entwickeln nicht selten ein ausgefeiltes Repertoire an Vermeidung. Sie ziehen sich nach und nach vom Sozialleben zurück. Auf diese Weise empfinden sie zuweilen soziale Interaktionen immer anstrengender. Durch den Verlust von Geselligkeit und Austausch mit Freunden und Kollegen verlieren sie zunehmend die Freude und das Interesse am Leben. Sie verlieren aber auch das Gefühl dafür, wie angenehm es sein kann, mit anderen Menschen zu kommunizieren. Die Spirale einer Depression droht einzusetzen.

Es ist daher besonders wichtig, im Rahmen der Möglichkeiten so aktiv zu sein oder zu bleiben, wie es die neurologische Krankheit zulässt. Eine aktive Teilhabe am sozialen, beruflichen Leben, das Pflegen von Hobbys und persönlichen Kontakten sind wichtige Schutzfaktoren vor Depressionen und Angststörungen, die leider ebenfalls den Schwindel fördern.

Keine Passivität aufkommen lassen

▪ Schwindel provozieren

Schwindelpatienten sind im Laufe der Krankheitszeit verständlicherweise verunsichert, weil sie ihre Symptome oft anfallsartig überfallen und sie sich ihnen ausgeliefert fühlen. Bei vielen zeigt sich die Verunsicherung mit der Zeit auch deutlich an der Körperhaltung und am Gangbild. Sie gehen kleinschrittig, heben die Füße nur vorsichtig und geringfügig hoch, halten die Beine eng beieinander und schwingen weder den Rumpf noch die Arme mit. Das gesamte Gangbild erinnert an Menschen, die vorsichtig über eine gefrorene Fläche tippeln.

Das Problem ist jedoch, dass Körper und Körperbewegungen schnell im Trainingsrückstand sind, wenn sie nicht gefordert sind. Bewegen wir uns immer sehr zaghaft und vorsichtig, wie auf Glatteis, reduzieren wir unfreiwillig, aber systematisch unser Bewegungspotenzial. Koordinationsfähigkeit und Gleichgewicht, Beweglichkeit, ebenso wie Muskelkraft bilden sich zurück. Der Betreffende fühlt sich körperlich immer weniger den Anforderungen des Alltags mit dem Schwindel gewachsen und bewegt sich irgendwann nur noch unter größter Angst und Anspannung.

Diesen Kreislauf gilt es mit Übungen zu durchbrechen, die genau das provozieren, was Schwindelpatienten intuitiv vermeiden. Es ist also kontraintuitiv, aber absolut zielführend, den eingeschränkten Bewegungsradius nach und nach zu erweitern. Folgende Übungen wurden von Schwindelpatienten als sehr hilfreich empfunden:

Schwindel zum Sparring herausfordern

- Barfuß oder mit dünnen Strümpfen über unebenen Boden laufen (Wiese, Kieselwege etc. Sehr beliebt sind Barfußpfade).
- Abwechselnd auf einem Bein stehen und hüpfen oder Seilspringen.
- Rückwärts gehen oder langsam rückwärts laufen.
- Gymnastik mit verbundenen Augen.
- Gymnastik und Sportarten, bei denen die Ganzkörperkoordination gefordert ist.
- „Auf den Kopf stellen", Yoga-Übungen, bei denen der Kopf bodennah gebracht wird.
- Kniebeugen und Liegestützen.
- Allgemeines Krafttraining und Fitnesstraining.

Zu Beginn des körperlichen Trainings kann die Hilfe eines Physio- oder Sporttherapeuten in Anspruch genommen werden. Sobald sich die anfängliche Unsicherheit reduziert hat, kann ein Familienmitglied Hilfestellung geben, wenn nötig.

Gewappnet sein und sich nicht überrumpeln lassen

Wie ausgeführt wurde, ist unser Schwindelempfinden eigentlich ein falscher Alarm. Mit dem Schwindel kann uns aber unser Hirnstamm rückmelden, dass er gerade Mühe hat, alle sensomotorischen Eingänge zu integrieren. Möglicherweise fehlen ihm gerade Daten, um seine Arbeit vollständig zu leisten. In der Situation des akuten Schwindels kann man deshalb den Hirnstamm aktiv unterstützen. Man kann Reizüberflutungen reduzieren und ihm ein paar zusätzliche Informationsdaten vermitteln. Nützlich sind folgende drei „Notfalltricks":

Mit dem Schwindel interagieren

- Bezugspunkt suchen und fixieren:
  Die Augen suchen sich einen Punkt in ca. 2 bis 3 Metern Entfernung und fixieren ihn. Der Punkt kann etwas Beliebiges sein. Er kann markant oder unauffällig sein,

das spielt keine Rolle. Entscheidend ist es, die Augen solange auf ihm ruhen zu lassen, bis sich das Schwindelgefühl wieder zurückbildet.

Dem Hirnstamm mit Tricks helfen

Wirkfaktor: Da unser Sehsystem ständig das Umfeld abscannt, erhält unser Zentralrechner jede Menge teilweise überflüssiger Daten. Um den Rechner zu entlasten, kann man das visuelle System ein wenig „runterfahren“, indem die Augen einen Punkt fixieren anstatt „wild und ziellos“ durch die Gegend zu schauen.

- Standfläche erweitern:
  Sich breitbeinig hinstellen. Das sieht zwar nicht elegant aus, hilft aber, die Körperstatik zu stabilisieren. Diesen Effekt kennt jeder, der sich an das Stehen im fahrenden Bus erinnert, oder tatsächlich auf einem schaukelnden Schiff gefahren ist. Wenn dabei die Füße eng beieinander stehen, steht man nicht so stabil. Stellt man die Füße auseinander, erweitert sich dadurch die Standfläche. Schaukelt das Schiff stärker oder nimmt der Busfahrer angriffslustig die nächste Kurve, kann man im Breitstand die Schaukelbewegungen deutlich besser auspendeln, ohne das Gleichgewicht zu verlieren.

Wirkfaktor: Die größere Standfläche verstärkt die körperstatische Stabilität. Dem Hirnstamm werden dadurch mehr Daten über den aktuellen „Standort“ vermittelt. Er kann Entwarnung geben, sobald seine Neuberechnungen zeigen, dass nicht so bald mit einem Sturz zu rechnen ist.

- In die Knie gehen:
  Hier ist nicht Hinknien gemeint, sondern das aktive Nutzen der Kniebeugen. Locker die Knie beugen, den Oberkörper in der Hüfte aufrecht, aber möglichst locker halten. Den Körper mit minimalen Kniebeugen leicht auf- und abfedern. Spielerisch ausprobieren, wie sich die Federung anfühlt. Langsam und tief atmen.

Wirkfaktor: Durch das bewusst herbeigeführte „Federn“ können die Eindrücke eines wankenden Untergrunds in das eigene Körperempfinden integriert werden. Dadurch verliert das scheinbare Schwanken seinen irritierenden Charakter. Man arbeitet mit dem Schwankgefühl und kontrolliert somit aktiv das Scheinschwanken, anstatt sich von ihm kontrollieren zu lassen.

Alle Menschen haben Schwindel. Sie bemerken ihn nur meist nicht

Im Grunde kann angenommen werden, dass alle Menschen ständig Schwindel haben müssten. Schließlich überströmen sekündlich sensomotorische Informationen und Rückmeldungen aus den Eingeweiden das menschliche Gehirn. Der Integrationsarbeit des Hirnstamms ist es zu verdanken, dass wir nicht alle und ständig Schwindelgefühle haben.

Tritt auf einmal der Schwindel auf, sollten wir das Signal des Gehirns wahr- und ernstnehmen, und „nachschauen", was der Körper bzw. das Gehirn an Hilfestellung braucht. Der Schwindel ist ein nützlicher Bote, und keine wirkliche Bedrohung (▪ Abb. 9.2).

9

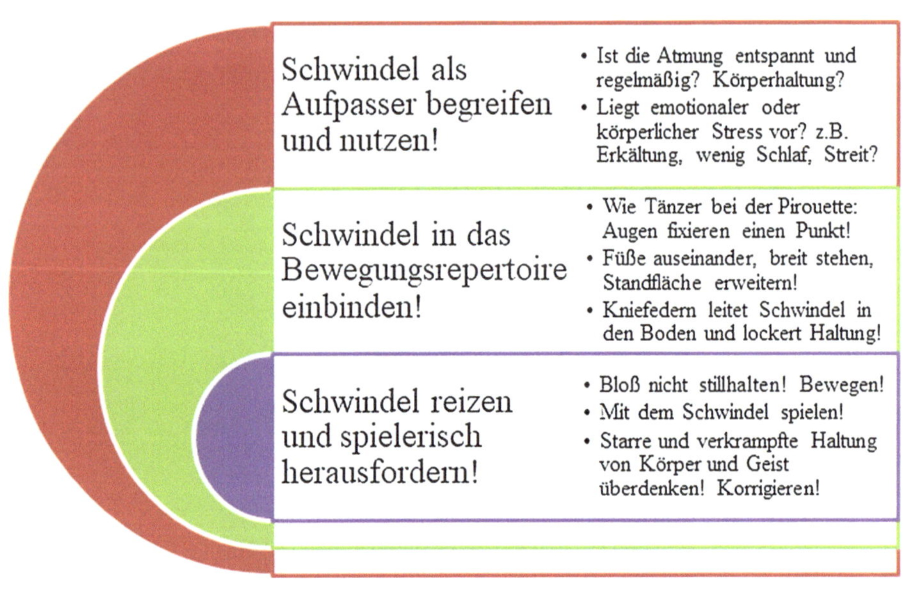

▪ **Abb. 9.2** Mit dem Schwindel arbeiten

Warum verliere ich so schnell den Überblick? Planungsstörungen

C. Kuhn, *Ratgeber Schlaganfall, Schädelhirntrauma und MS*,
https://doi.org/10.1007/978-3-662-57322-8_10

Fallbeispiel

„Seit zwanzig Jahren führe ich unsere Schreinerei mit insgesamt fünf Mitarbeitern. Einen Meister, zwei Gesellen, einen Azubi und eine Sekretärin habe ich. Die Schreinerei hat mir mein Vater vererbt. Wir sind im Umkreis von 30 Kilometern die einzige Schreinerei. Die Leute kommen von überall zu uns, wir haben immer Arbeit. Auf dem Land wird ja viel gebaut. Bei so viel Arbeit muss man natürlich alles ziemlich straff organisieren. Das macht unsere Sekretärin. Meine Frau hilft auch mit, wann immer sie kann. Sie muss sich aber um unsere zwei Kinder kümmern. Die sind in der Grundschule und brauchen die Mama.

Vor fast drei Jahren hatte ich einen Unfall. Auf einer Baustelle ist dem Zimmermann ein tragender Balken weggerutscht. Mir auf den Kopf. Ich war insgesamt fast fünf Monate im Krankenhaus, dann in der Reha. Fürs Geschäft war das eine Katastrophe. Zum Glück haben meine Mitarbeiter so gut wie es ging weitergemacht. Aber dann ist der einzige Meister, der mir viel abgenommen hat, weggezogen. Jetzt muss ich alles alleine machen. Die Gesellen kann ich ja nicht alleine zu Kunden schicken, wenn was besprochen werden muss, oder wenn es Neukunden sind. Ich verstehe mich auch nicht mehr so gut mit ihnen. Wenn ich was im Kopf habe, dann mach ich das so. Das verstehen die nicht. Sie behaupten, ich sei stur und lasse überhaupt nicht mehr mit mir reden.

Meine Sekretärin ist schon sehr sauer, weil ich ständig Termine verlege, die sie vorher ordentlich geplant hat. Das liegt daran, dass ich mit dem Zeitplan nicht klarkomme, für viele Arbeiten viel zu lange brauche. Dann fällt mir plötzlich ein, dass ich ja noch auf der Baustelle XY was zu erledigen habe. Ich fahre dann spontan hin, auch wenn es mal schnell 20 Kilometer sind, die ich pro Strecke fahre. Sonst habe ich es ja wieder vergessen. Aber dadurch geht natürlich Zeit verloren. Meine Sekretärin legt uns ja immer die Termine so, dass die Baustellen möglichst nahe beieinander liegen. Dann spart man eben Fahrtzeit. Die Buchhaltung macht die Sekretärin mit meiner Frau zusammen. Auch da gab es schon mächtig Ärger, weil ich vergessen habe, Aufträge ein- oder auszutragen. Da hat die Buchhaltung nicht mehr gestimmt. In letzter Zeit sind mir drei Großkunden abgesprungen. Ich hatte vergessen, meinen Mitarbeitern mitzuteilen, dass die Kunden und ich Änderungen besprochen hatten. Dafür hätten extra Rahmen bestellt werden müssen. Das sind so ganz spezielle. Die bekommt man nur bei einer Firma in Bayern. Die müssen

lange vorbestellt werden. Aber ich habe mich da wohl verkalkuliert. Dachte, das geht schon irgendwie. Ging aber nicht. Ich könnte Ihnen den ganzen Tag erzählen, was alles schief läuft, und wo überall Chaos herrscht bei uns im Geschäft. Dabei habe ich vor meinem Arbeitsunfall wirklich eine gut geölte Maschine laufen gehabt. Der Betrieb war tipptopp durchorganisiert. Ich weiß auch nicht, woran das liegt, dass alles nicht mehr rund läuft."
(Hans-Werner, 57 Jahre, erlitt 2014 ein mittelschweres SHT mit Einblutung in den rechten Frontallappen sowie linken Temporallappen.)

10.1 Was ist das Problem?

Hans-Werner hat Schwierigkeiten, sich an vorgegebene oder vorgefasste Arbeitspläne zu halten. Mit spontanen Besuchen von Baustellen, die außerhalb des Tagesplans liegen, verliert er viel Zeit und durchkreuzt den durchdachten Zeitplan der Sekretärin. Dadurch provoziert er zeitliche Verzögerungen, die er mit zunehmender Dauer kaum noch aufholen kann, weil sich Aufträge und Arbeiten unüberschaubar anhäufen. Obwohl er weiß, dass er sich disziplinieren muss, gelingt es ihm unter der Arbeitsbelastung im Alltag kaum, seine spontanen Impulse zu kontrollieren. Fällt ihm ein, dass er noch etwas zu erledigen hat, lässt er sich von diesem Gedanken so sehr beherrschen, dass er alles stehen und liegen lassen muss, um diesem Einfall direkt nachzugehen. Da ihm das andauernd widerfährt, verhält und fühlt er sich von seinen eigenen Gedanken und Einfällen gehetzt und gejagt. Sein Tagesrhythmus ist zerpflückt, es ist fast unmöglich geworden, den Alltag so zu strukturieren, dass er wirklich Arbeitsziele zeitnah umsetzen kann. Eine zusätzliche Schwierigkeit ist, dass er kaum noch vorausschauend planen kann. Obwohl er weiterhin über sehr gute Fachkenntnisse verfügt, sein Handwerk und die Spielregeln des Schreinereigewerbes exzellent kennt, kann er kaum mehr seine Expertise nutzen, um sinnvoll zu planen. Der Verlust mehrerer wichtiger Kunden geht darauf zurück, dass er besonders lange Lieferzeiten eines Lieferanten nicht berücksichtigte. Deswegen kam es zu starken Verzögerungen, die den Kunden und letzten Endes ihn teuer zu stehen kamen.

Das Fallbeispiel zeigt eine sehr charakteristische Alltagsproblematik, die aus Störungen der sogenannten Exekutivfunktionen resultiert.

Exekutivfunktionen

10.2 Was sind Exekutivfunktionen?

Mit „Exekutivfunktionen“ sind Hirnprozesse angesprochen, die es den Menschen erlauben, im Alltag Handlungen zu planen, umzusetzen und den Umständen gemäß anzupassen. Es dreht sich aber nicht nur um aktive Handlungen. Zu den Exekutivfunktionen gehören auch Leistungen, die unsere Aufmerksamkeit lenken, uns sagen, was für uns aktuell von Relevanz oder vernachlässigbar ist. Sie sagen uns, was wir jetzt besser tun oder lassen sollten. Darüber hinaus steuern Exekutivfunktionen auch unser Gefühlserleben. Sie legen uns nahe, besser nicht unsere Enttäuschung oder Wut herauszuposaunen, sondern uns diplomatisch zu verhalten. Das können Exekutivfunktionen leisten, weil sie auf unsere Lernerfahrungen zurückgreifen. Wir wissen üblicherweise, welche Konsequenzen unseres Handelns oder Nichthandelns uns erwarten. Entsprechend dieser erfahrungsbasierten Antizipation bzw. Vorannahmen treffen wir unsere Entscheidungen. Exekutivfunktionen helfen, vorausschauend zu planen und zu agieren. Mit diesen Fähigkeiten üben wir Kontrolle über unser Denken, Tun und ebenso unser Fühlen. Zusammengefasst sind die Aufgaben der menschlichen Exekutivfunktionen:

- Aufmerksamkeitslenkung durch Unterscheidung zwischen Relevanz und Irrelevanz,
- Aufmerksamkeitslenkung im Kurzzeit- und Arbeitsgedächtnis,
- Einleitung oder Unterdrückung von Handlungsimpulsen oder Handlungswünschen,
- Planung von Handlungen durch Definieren von Hauptzielen und Teilzielen,
- Handlungskontrolle durch Überwachung und ggf. Neuanpassung des Verhaltens.

Exekutivfunktionen

Exekutivfunktionen sind Hirnleistungen, die es den Menschen erlauben, im Alltag Handlungen zielgerecht zu planen, sinnvoll umzusetzen und spontan den Umständen anzupassen. Auch für die Kontrolle von Gefühlen und Emotionen spielen Exekutivfunktionen eine wichtige Rolle.

Welche entscheidende Rolle Exekutivfunktionen in unserem Leben haben, zeigt sich, wenn sie durch eine Verletzung oder Erkrankung des Gehirns ausfallen. Störungen und Ausfälle dieser Funktionsgruppe haben eine äußerst hohe Alltagsrelevanz. Das persönliche und berufliche Alltagsleben Betroffener wird meistens weitreichend beeinträchtigt.

Patienten mit einer Störung exekutiver Funktionen sind zum einen extrem ablenkbar. Jeder Gedanke und jedes Umgebungsgeräusch kann sie vollkommen aus dem Konzept werfen. Zum anderen werden sie oft von Familie und Freunden als sprunghaft, launisch und unzuverlässig erlebt und auch so beschrieben. Sie selbst haben oftmals gar nicht die Einsicht, dass sich ihr Verhalten verändert hat.

Hohe Ablenkbarkeit

Müssen Alltagsabläufe geplant werden, sind betroffene Patienten überfordert. Sie sind zerfahren, können sich nicht auf ihre Ziele ausrichten. Werden sie abgelenkt, verlieren sie Handlungsabläufe rasch aus den Augen. Dadurch wirken sie auf andere konfus und planlos.

Überfordernde Planlosigkeit

Gleichzeitig werden Menschen mit Ausfällen der Exekutivleistungen als starrsinnig und unflexibel beschrieben. Das liegt daran, dass es ihnen nach der Hirnschädigung nicht mehr gut gelingt, von Dingen abzulassen, die sie sich einmal in den Kopf gesetzt haben. Sie können sich regelrecht an bestimmten Abläufen „festbeißen“ und sich selbst durch ihre Inflexibilität Schaden zufügen.

Häufige Kennzeichen: starrsinnig und unflexibel

Fassen wir die häufigsten Alltagsprobleme bei Ausfall der Exekutivfunktionen zusammen, ergeben sich folgende Leistungsschwierigkeiten:

1. Störungen des Kurzzeit- und Arbeitsgedächtnisses (Zerfahrenheit und Ablenkbarkeit),
2. Schwierigkeiten der vorausschauenden Planung,
3. Störungen des problemlösenden Denkens,
4. herabgesetzte Spontaneität und gedankliche Flexibilität.

10.3 Wann treten Störungen der Exekutivfunktionen auf?

Exekutivfunktionen sind ähnlich wie Gedächtnisfunktionen neuroanatomisch weitverzweigt angelegt. Das heißt, dass viele Gehirnareale und Abschnitte als Mitspieler fungieren. Fast allen Großhirnlappen, selbst dem Kleinhirn wird inzwischen eine wichtige strukturierende Funktion zugesprochen. Dennoch scheinen die beiden Frontallappen und vor allem der rechtshirnige Temporallappen eine herausragende Rolle zu spielen. Deswegen sind mit Beeinträchtigungen von Exekutivfunktionen zu rechnen, wenn folgende Gehirnbereiche beschädigt wurden:

Exekutivfunktionen nach vielen Hirnverletzungen möglich

- Frontallappen, insbesondere wenn beide Gehirnhälften betroffen sind,
- Temporallappen, v. a. rechtshirnig,
- Zwischenhirn (z. B. Thalamus),
- Kleinhirn.

10.4 Was ist zu tun?

Der Ausfall elementarster Fähigkeiten, die ein Mensch für die Bewältigung von Alltagsanforderungen braucht, zieht eine ganze Reihe sehr ungünstiger Konsequenzen nach sich. Eine Funktionsstörung solchen Ausmaßes vermag die Betroffenen binnen weniger Monate in ein berufliches und soziales Abseits zu stellen. Hinzu kommt, dass viele Patienten mit geschädigten Exekutivfunktionen wenig Einsicht in ihre Störungen haben. Es entgeht ihnen zwar nicht, dass in ihrem Leben einiges nicht mehr so „rundläuft", es gelingt ihnen aber nicht, die Ursachen dafür in ihren veränderten Verhaltensweisen zu erkennen. In solchen Fällen sind die aktive Unterstützung und Hilfe des familiären Umfelds, der Freunde und Kollegen unerlässlich. Im Folgenden werden Strategien besprochen, die alle Beteiligten anwenden können.

Planlosigkeit einplanen

Der erste und wichtigste Schritt ist es, gemeinsam mit den Betroffenen das Kernproblem einzugrenzen und sich darauf zu verständigen, dass es sich um ein wahrhaftiges Problem handelt. An dieser Stelle kann es sehr entlasten, gegenüber den Betroffenen hervorzuheben, dass ihre Schwierigkeiten das Resultat der neurologischen Erkrankung oder Verletzung sind. Oft kasteien sich neurologisch Erkrankte mit der Annahme, dass ihre Schwierigkeiten „bloß" durch mangelnde Selbstdisziplin oder Nachlässigkeit entstanden sind, sofern sie selbst das Problem erkennen können.

Je deutlicher gemacht werden kann, dass die schnelle Überforderung durch verschiedene Alltagsanforderungen von nun an ein ständiger Begleiter und Ausdruck der Erkrankung ist, desto effektiver kann sich das gesamte Familiensystem mit Freunden und Verwandten anpassen. Angehörige müssen sich klarmachen, dass möglicherweise die frühere Zuverlässigkeit und Belastbarkeit des erkrankten

Familienmitglieds nicht wiederherstellbar ist. Auch wenn sich dadurch Verantwortlichkeiten und Aufgabenverteilungen verändern müssen, sollten alle darum bemüht sein, keine Vorwurfshaltung gegenüber dem Patienten an den Tag zu legen.

Keinen Plan zu haben, gehört zum Plan

Planung ist das halbe Leben

Ein Leben mit Störungen der Exekutivfunktionen bedeutet aber nicht immer und zwingend, dass die Betroffenen überhaupt keine eigenständigen Lebensaufgaben mehr planen und umsetzen können. Sie müssen dies nur unter veränderten Vorzeichen tun, um effektiv zu sein.

Systematische Planung durch Erstellung von Alltagsplänen, Arbeitsplänen, „Fahrplänen" für komplexere Abläufe sind vonnöten. Mit einer fundierten Planung steht und fällt die Bewältigung von Alltagsaufgaben. Auch wenn der Planungsprozess selbst ein Zeitfresser ist, zahlt er sich im Verlauf des normalen Familienalltags in mehrfacher Weise aus. Unsere durchdachten Pläne navigieren uns durch unseren Alltag.

Zum einen verhindert eine klare Planung Verwirrungen durch Missverständnisse in der alltäglichen Kommunikation. Alle können sich sicher sein, dass sie vom selben Plan und denselben Zielen sprechen.

Zum anderen sind straffe Handlungspläne wie Handlungsanleitungen zu nutzen. Welche Alltagsbereiche oder Themen geplant werden, muss die jeweilige Familie selbst festlegen.

Es kann mit Arbeitsplänen festgelegt werden, wer und wann das Tischdecken, Einkaufen, Staubsaugen etc. übernehmen muss. Gerade Patienten mit schweren Exekutivstörungen profitieren davon. Je nach Schweregrad der neuropsychologischen Störungen müssen sogar sehr einfache Alltagsabläufe wie die Morgentoilette schriftlich geplant werden.

Mit Plänen durch den Alltag navigieren

Beispiel: Auf DIN A4 großem Blatt die einzelnen Schritte eines bestimmten Handlungsablaufs untereinander auflisten. Für die Morgenroutine könnte das Blatt folgende detaillierte Anweisungen beinhalten:

- Toilette,
- Händewaschen,
- Zähneputzen,
- Rasieren,
- Duschen,
- Anziehen etc.

Wie schon erwähnt, welche Bereiche des Alltagslebens in welcher Detailliertheit geplant und angeleitet werden müssen, ist individuell sehr unterschiedlich.

▪ Prioritäten setzen, Relevanzen berücksichtigen

Die herabgesetzte Fähigkeit, zwischen wirklich wichtigen, relevanten und vernachlässigbaren Aspekten zu unterscheiden, stellt ein großes Problem für die Alltagsplanung dar. Es lohnt sich daher absolut, dass die Familie gemeinsam jeweils die bevorstehende Woche plant und die wichtigsten Aufgaben oder Erledigungen vereinbart.

Der Patient bzw. die Patientin soll beim Planungsprozess aktiv eingebunden sein. Die genannten Vorschläge können erörtert und gemeinsam nach Relevanz beurteilt werden. Die erkrankte Person soll dabei die Gelegenheit haben, ihre Vorschläge zu begründen und darzulegen. Die Diskussion im Kreise von Vertrauten ist eine kostbare Möglichkeit, sehr lebensnah zu üben, rationale Gedankengänge im Diskurs zu strukturieren und zu kommunizieren.

Nicht alles auf einmal

▪ Feedback des sozialen Umfelds nutzen

Es muss damit gerechnet werden, dass es den Patienten oftmals sehr schwerfällt, die Rückmeldungen und Argumente der Familie und Freunde zu berücksichtigen. Wie oben erläutert, gehört es zum Wesen einer Störung von Exekutivfunktionen, dass Betroffene sich in Gedanken, Handlungen etc. verrennen und sehr rigide verhalten, wenn sie angesprochen oder kritisiert werden.

Der Kreis der Familie und Freunde sollte am besten mit dem Betroffenen grundsätzlich klären, in welcher Form ihm Rückmeldung und Kritik mitgeteilt werden soll.

Oft bewährt sich bei schweren Störungen der Exekutivfunktionen mit hoher emotionaler Explosivität der Einsatz von optischen Signalen. Es können Handzeichen vereinbart werden, oder eine Art Verkehrsampelsystem, die dem Betreffenden anzeigen, dass Redebedarf besteht.

Feedbacks sind hilfreich

▪ Schön flexibel bleiben

Auch wenn das Wort Planung in diesem Kapitel sehr häufig fiel, sollte berücksichtigt werden, dass Pläne Lücken haben müssen. Wochenpläne, Tagespläne, Ablaufpläne sollten immer ausreichend Pausen und Pufferzeiten vorsehen. Es darf nicht vergessen werden, dass die dezidierten Pläne erst durch die neurologische Erkrankung notwendig wurden. Die Planung soll die besprochenen Erleichterungen bringen. Sie

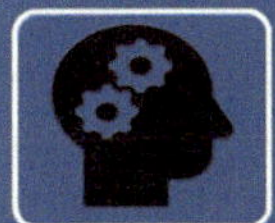

Alltag sinnvoll planen
- Klare Zielvorgaben formulieren!
- Ausreichend Zeit und Pausen einplanen!

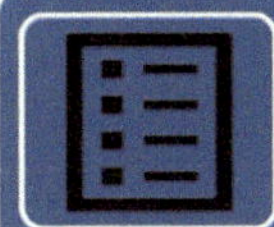

Abläufe sinnvoll einteilen
- Wichtigstes zuerst erledigen!
- Quellen für Ablenkung ausschalten!

Feedback und Hilfe annehmen
- Sich beim Planen ruhig helfen lassen!
- Andere sehen oft mehr als man selbst!

Abb. 10.1 Übersicht über Exekutivfunktionen und Strategien

kann jedoch nicht als Garantie missverstanden werden, dass damit alle Schwierigkeiten gelöst sind, und sich die Patienten damit plötzlich unbelastet und belastbar wie in gesunden Tagen verhalten können (Abb. 10.1).

Leben heißt Flexibilität

Gefühle und Gehirn: emotionale Veränderungen

C. Kuhn, *Ratgeber Schlaganfall, Schädelhirntrauma und MS*,
https://doi.org/10.1007/978-3-662-57322-8_11

Fallbeispiel A

„Meine Frau hat 2016 einen Schlaganfall auf der rechten Hirnseite erlitten. Er überraschte sie im Schlaf. Sie ging gesund zu Bett und wachte als schwerkranke Frau auf. Am Anfang war sie auf den Rollstuhl angewiesen, weil ihre linke Körperhälfte versagte. Seit etwa einem halben Jahr kann sie mit Hilfe von einem Vierpunktestock gehen. Ab und zu hat sie noch spastische Verkrampfungen in der linken Seite, vor allem im Arm und in der Hand. Aber wir haben zuhause alles behindertengerecht umgebaut, deswegen kommt sie gut zurecht im Haus. Was mich aber sehr belastet, ist ihre Gleichgültigkeit. Die ist immer da, egal mit wem sie zu tun hat oder spricht. Sie verzieht einfach keine Miene, spricht vollkommen tonlos, schaut den anderen nicht an. Dabei war meine Frau immer eine sehr warmherzige Frau. Früher hat sie jeden Menschen schnell ins Herz geschlossen, hat Freunde und Nachbarn zur Begrüßung umarmt. Heute ist sie einfach nur kurz angebunden und wendet den Blick ab. Selbst unsere kleine Enkelin entlockt ihr nur ein mildes Lächeln. Dabei liebt meine Frau die Kleine abgöttisch. Es ist nicht die körperliche Behinderung, die mir Kummer macht. Ich habe das Gefühl, der Schlaganfall hat aus meiner Frau eine andere Person gemacht."

(Fred spricht über seine Frau Marlene, 56 Jahre, die 2016 einen rechtshirnigen Mediainfarkt erlitt.)

Fallbeispiel B

„Mein Vater ist der geduldigste Mensch, den ich kenne. Nie konnte ihn irgendetwas aus der Ruhe bringen. Er war für mich immer die Gelassenheit in Person. Seit seiner Hirnblutung erkenne ich ihn nicht wieder. Niemand von der Familie und seinen Freunden erkennt ihn wieder. Jede kleinste Kleinigkeit bringt ihn auf die Palme, man weiß nie so genau, wann die nächste Bombe in ihm wieder hochgeht. In der Rehaklinik hat sich mein Vater einmal so lautstark mit einem Pfleger angelegt, dass ich es schon fast mit der Angst zu tun bekam. Grund für den Streit war, dass mein Vater der festen Überzeugung war, dass der Pfleger ihm seinen Werkzeugkasten gestohlen hat. Mein Vater ist Heizungsmonteur von Beruf. Aus irgendeinem Grund dachte er, dass er als Hausmeister in der Klinik arbeitete. Naja, es hat fast einen halben Tag gebraucht, ihn von dieser Idee wieder abzubringen. Er war auch immer sehr ordentlich. Fast zwanghaft

würde ich sagen. Heute zieht er eine Schneise der Verwüstung hinter sich. Er räumt nichts auf, er lässt alles stehen und liegen, wo er eben gerade ist. Mit der Körperpflege nimmt er es auch nicht so genau, dabei war er diesbezüglich immer pingelig…"
(Sophie spricht über ihren Vater Jörg, 52 Jahre, der 2012 eine Hirnblutung erlitt, als ein Hirnaneurysma im Bereich der vorderen Hirnarterie riss.)

11.1 Was ist das Problem?

In beiden Fallbeispielen geht es um Menschen, die sich durch ihre neurologische Erkrankung in ihrem Wesen so verändert haben, dass selbst ihre Angehörigen sie kaum wiedererkennen. Während Marlene scheinbar im Leben allem und jedem gleichgültig gegenübersteht, platzt Jörg ohne einen ersichtlichen Grund, dafür aber in schöner Regelmäßigkeit, lautstark der Kragen. Marlene hat sich nach Schilderung ihres Ehemannes vom Leben und den Menschen, die sie liebt und die sie lieben, abgewandt. Sie scheint, sich ganz in ihr Inneres zurückgezogen zu haben. Jörg hingegen hat sich von einem ausgeglichenen, besonnenen Vater in einen aufbrausenden Rowdy verwandelt. Er lässt sich schnell von allem und jedem provozieren, und scheut umgekehrt auch nicht die Provokation anderer Menschen, die meist gar nicht wissen, wie ihnen geschieht. Die Angehörigen beider Patienten können dem Schauspiel nur ratlos zusehen und hoffen, dass sich beide eines Tages wieder in sie selbst zurückverwandeln.

Was aber ist genau mit beiden passiert? Weshalb können ein Schlaganfall auf der rechten Hirnseite und ein geplatztes Hirnaneurysma im Frontalhirn derart drastische Veränderungen der Wesensart eines Menschen bewirken? Und werden sich die Veränderungen wieder rückgängig machen lassen? Gibt es dafür eine wirksame Therapie (▫ Abb. 11.1)?

Veränderungen der Emotionalität häufig nach schweren Hirnschädigungen

Tatsächlich handelt es sich in beiden Patientenfällen um eine sehr auffällige Veränderung des emotionalen Erlebens und Verhaltens. Marlene und Jörg verkörpern zwei gegensätzliche Richtungen, in die sich die Persönlichkeit eines Menschen nach einer schweren Hirnschädigung entwickeln kann. Man spricht von einem Pluspol und einem Minuspol (▫ Abb. 11.1).

- MINUSPOL -
Antriebsarmut
Sozialer Rückzug
scheinbar wenig Emotionen
+ PLUSPOL +
Unruhig und Impulsiv
Aufbrausend
Aggressiv

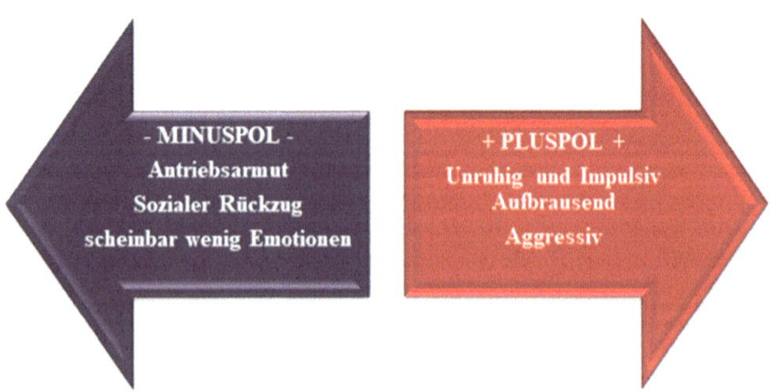

Abb. 11.1 Zwei Pole der Emotionen

> **Infolge schwerer Hirnschädigungen können sehr auffällige Veränderung des emotionalen Erlebens und Verhaltens auftreten. Menschen können sich in ihrer Wesensart, ihrem Gefühlserleben und Verhaltensweisen in zwei Richtungen verändern. Man spricht von einem Pluspol und einem Minuspol. Diese Veränderungen sind nicht gleichzusetzen mit Depressionen oder Angststörungen, die Patienten als Reaktion auf die Krankheit entwickeln können. Sie gehen einzig auf die Schädigung des Gehirns zurück.**

Wie die Wörter es schon nahelegen, haben Menschen, die sich zum Pluspol hin verändern, auf einmal ein aufbrausendes Temperament, sind angriffslustig bis aggressiv. Sie vergessen sich schnell, wie man landläufig sagt, wenn sie sich provoziert fühlen. Häufig verstehen die Interaktionspartner überhaupt nicht, womit sie die Wut überhaupt auf sich gezogen haben. Tatsächlich sind nicht selten paranoide Verdächtigungen, die jeder vernünftigen Grundlage entbehren, die Auslöser für die aufbrausenden Entladungen.

Verändern sich neurologische Patienten hingegen zum Minuspol, ziehen sie sich von ihrer sozialen Umwelt stark zurück. Sie wirken apathisch und haben Schwierigkeiten, Handlungen zu initiieren, oder mit anderen Menschen in Kontakt zu treten. Ihr Rückzug veranlasst die Menschen um sie herum dazu, sich ebenfalls zurückzunehmen. Sie werden von ihren Angehörigen und Freunden als desinteressiert, unfreundlich oder kalt wahrgenommen.

11.2 Was sind die Gründe für die Veränderungen?

Veränderungen der Persönlichkeit oder einzelner Persönlichkeitszüge finden sich regelmäßig nach Hirnschädigungen im Bereich der Frontal- und Temporallappen. Besonders beidseitige Verletzungen in diesen Großhirnbereichen bergen ein hohes Risiko. Schlaganfälle oder Entzündungen, die sowohl den linken als auch rechten Frontallappen betreffen, begünstigen die Entwicklung eines Plussyndroms. Das ist bei Patient Jörg aus Fallbeispiel B der Fall.

Hirnschädigungen im Bereich der Temporallappen sind mit einem erhöhten Risiko für depressive Entwicklungen verbunden. Diese Schädigungsorte im Gehirn begünstigen die Entwicklung eines Minussyndroms. Diese Entwicklung scheint bei Marlene aus Fallbeispiel A eingetreten zu sein. Wobei hier ein wichtiges Detail hervorgehoben werden muss. Marlenes Schlaganfall fand im Versorgungsbereich der rechten mittleren Hirnarterie statt. Bei Marlene beschädigte der Schlaganfall große Abschnitte sowohl des rechten Temporallappens als auch des rechten Parietallappens. Beide Großhirnlappen bilden die Zone zwischen der rechten Schläfe und Scheitelseite, wie der Vergleich des Großhirns mit dem Fahrradhelm im ▶ Kap. 2 zeigt (◘ Abb. 11.2).

Schäden des Frontal- und Temporallappens verantwortlich

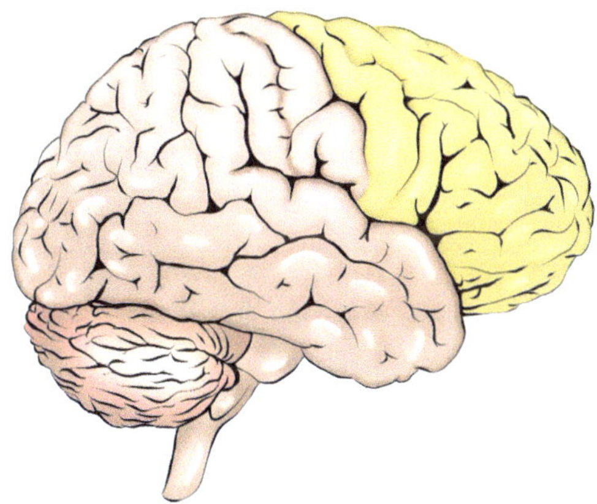

◘ **Abb. 11.2** Emotionsstörungen oft nach Schäden im Frontallappen

11.3 Das Minussyndrom

Minussyndrom

Schädigungen im Bereich des rechten Temporallappens können Veränderungen der Prosodie nach sich ziehen. Mit Prosodie ist die Intonation des Gesprochenen gemeint, die Art und Weise, wie wir beim Sprechen die Wörter betonen oder wie rhythmisch wir sprechen. Fällt die Prosodie aus, die letzten Endes der menschlichen Sprache die individuellen Merkmale verleiht und charakteristisch klingen lässt, bleibt eine tonlose, beinahe roboterhafte Stimme zurück.

Prosodie = Intonation des Sprechens

Schädigungen im Bereich des vorderen Parietallappens, oder Scheitellappens, haben häufig zur Folge, dass die Mimik des Betroffenen sehr stark reduziert ist. Dadurch wirken die Patienten oft maskenhaft und unbewegt. Ihre mimische Unbewegtheit wird unweigerlich von Interaktionspartnern mit emotionaler Unbewegtheit gleichgesetzt.

Ausfall der Mimik

Im Falle von Marlene tut ihr soziales Umfeld ihr Unrecht. Spricht man mit ihr und fragt sie danach, wie es ihr geht, kann sie sehr genau schildern, wie traurig sie ist. Sie begründet ihre Traurigkeit damit, dass sie sich von der Welt abgeschnitten und oft übersehen fühle. Obwohl ihr Mann alles für sie mache, ihr jeden ausgesprochenen Wunsch erfülle, habe er keinen emotionalen Bezug mehr zu ihr. Sie berichtet auch, dass sie sich ungerecht behandelt fühle, weil ihre Tochter glaube, Marlene interessiere sich nicht mehr für die Enkeltochter, was sie aber sehr wohl tue.

Wie wir erfahren, durchlebt Marlene viele Gefühle, vor allem traurige und manchmal verzweifelte. Sie freut sich aber auch über jeden Besuch der Tochter und Enkeltochter, und sie fühlt sich glücklich, wenn ihr Mann in ihrer Nähe ist.

Sie kann aber ihre Gefühle nicht mehr zeigen. Alle nichtsprachlichen Kommunikationsmittel, über die Menschen jenseits der verbalen Sprache verfügen, sind ihr durch den Schlaganfall abhandengekommen. Ihre Mimik ist so gut wie nicht mehr vorhanden, obwohl ihre Gesichtsnerven gesund sind und sie von einer Gesichtslähmung verschont geblieben ist. Ihre Stimme klingt selbst für ihre Ohren hohl und kalt. Sie kann mit ihrer Sprechstimme nicht mehr die Wärme transportieren, die sie für ihre Familie empfindet.

Ausdrucksmittel für Emotionen beschädigt

In der Summe kommen bei Marlene zum einen der reduzierte Antrieb und eine mit ihr verbundene Passivität sowie Schwierigkeiten, sich zu Alltagsaktivitäten zu motivieren, zusammen. Zum anderen hat sie durch den Hirnschaden die Kontrolle über Mimik und Prosodie verloren. Dadurch wird sie als desinteressiert und kalt fehlinterpretiert.

Reduktion von Antrieb, Mimik und Sprachmelodie

Menschen mit ähnlichen Schädigungen am linken Frontal- und Temporallappen entwickeln ebenfalls häufig ein

Minussyndrom. Die Antriebsstörungen können dabei so ausgeprägt sein, dass Patienten trotz großen Hungers mehrere Stunden still verharren, ohne dass sie den Impuls finden, aufzustehen und sich in der Küche etwas Essbares zu suchen. Erst wenn sie gefragt werden, ob sie etwas essen möchten, können sie dem Fragenden in die Küche folgen. D. h., sie können nicht aus sich heraus Handlungsimpulse für sich selbst setzen. In schweren Fällen sogar dann nicht, wenn sie ein physiologisches Bedürfnis drängt (Hunger, Harndrang etc.).

11.4 Das Plussyndrom

Im Fallbeispiel B erlitt der Patient eine Schädigung in beiden Frontallappen im Stirnhirn. In seinem Fall geht die Veränderung seiner Emotionalität in die gegensätzliche Richtung, nämlich ins Impulsive und Schlechtgesteuerte. Spricht man in Ruhe mit Jörg, stellt man fest, dass er in seinem Wesen immer noch die Züge aufweist, von denen seine Tochter so liebevoll spricht. Er ist humorvoll, hat einen gütigen Blick auf seine Tochter und die Welt.

Plussyndrom

Warum, wie er es ausdrückt, „der Gaul immer durchgeht", wisse er auch nicht. Er bedauere seine explosiven Ausbrüche außerordentlich und versuche auch, sich bei den Personen zu entschuldigen, die er zu Unrecht beschimpft oder angeschrien hat. Er erinnere sich auch an den Vorfall in der Klinik mit dem Pfleger und schäme sich „ganz fürchterlich". Er selbst sei von seinen Impulsdurchbrüchen am meisten überrascht.

Aufbrausend und unkontrolliert

Bei genauerer Betrachtung bzw. genauerer neuropsychologischer Untersuchung zeigt sich folgendes Testprofil:

- schwere Aufmerksamkeitsstörungen mit starker Verlangsamung,
- schnelle Erschöpfung bereits bei einfachen Konzentrationsaufgaben,
- Störungen im Bereich des Kurzzeit- und Arbeitsgedächtnisses,
- Störungen im Bereich der Planungsfunktionen,
- leichte Doppelbilder, da die Hirnblutung auch Teile des Hirnstamms verletzte,
- Schwankschwindel ohne Gleichgewichtsstörungen,
- schlaffe Lähmung des linken Arms,
- Taubheitsgefühle der linken Hand,
- Missempfindungen in der gesamten linken Körperhälfte mit schmerzhaftem Kribbeln und Kältegefühlen.

Die Untersuchungsergebnisse legen die Annahme nahe, dass Jörgs körperliche Beschwerden und neuropsychologischen Beeinträchtigungen ihn im Alltagsablauf sehr behindern. Er kann im Gespräch diese Annahme bestätigen. Zudem gibt er an, dass er sich chronisch erschöpft fühle. Seit seiner Hirnblutung habe er sich an keinem Tag mehr erholt gefühlt. Obwohl er gut einschlafe, sei er spätestens nach 3 oder 4 Stunden wach. An Wiedereinschlafen sei dann nicht mehr zu denken.

11.5 Was kann man tun?

11.5.1 Unterstützende Maßnahmen bei Minussyndromen

▪ Ansprechen

Angehörige und Freunde sollten den Mut fassen, den Erkrankten auf ihre Beobachtungen anzusprechen. Der scheinbare soziale Rückzug, das Unbeteiligtsein etc. können offen angesprochen werden.

Im Gespräch sollte dem Patienten gegenüber eine wertschätzende Haltung betont und eine vorwurfsvolle Atmosphäre vermieden werden. Das gelingt meistens, wenn der Sprecher „Ich-Botschaften" verwendet.

Beispiel: „**Ich** mache mir Sorgen um dich. **Ich** habe das Gefühl, dass du dich sehr zurückziehst. Gibt es etwas, was dir gut täte, womit ich dich unterstützen könnte?"

Ungünstig und zu vermeiden sind Formulierungen ähnlich wie „Du machst immer …" oder „Immer bist du …!"

Eine gute Hilfestellung, um den richtigen Ton anzuschlagen, ist stets die Überlegung, wie man in einer ähnlichen Lage selbst angesprochen werden möchte. Entscheidend ist aber, dass die Veränderungen nicht unausgesprochen im Raum stehen. Das geschieht manchmal aus dem Wunsch der Angehörigen heraus, den erkrankten Menschen nicht zu brüskieren. Die Erfahrung zeigt, dass es für die Beziehungen und die Atmosphäre im täglichen Miteinander günstiger ist, die Veränderungen nicht zu ignorieren.

Thematisieren statt ignorieren

▪ Aktivitätsplanung

Bei einer Antriebsstörung fällt es den Betroffenen schwer, ihren ganz normalen Alltag zu gestalten und zu organisieren. Das soziale Umfeld kann dadurch effektiv unterstützen, dass es den Erkrankten in tägliche Abläufe des Familienlebens oder sozialen Lebens einbindet. Sofern die körperliche Verfassung des Patienten es zulässt, können ihm auch leichtere Aufgaben zugeteilt werden. Das sollte aber mit dem Patienten besprochen werden. Es geht bei allen Maßnahmen darum, zu verhindern, dass sich die erkrankten Familienmitglieder oder Freunde wie ein Fremdkörper im eigenen Familien- und Freundeskreis fühlen müssen. Viele Patienten haben Sorge, dass sie den Menschen, die ihnen wichtig sind, zur Last fallen oder ihnen aus sonstigen Gründen unangenehm sind.

Am Leben beteiligen

Soziales Umfeld aktivieren

Nach Möglichkeit sollte das soziale Leben, das vor der neurologischen Erkrankung für die Familie üblich war, recht bald wieder aufgenommen werden. Anstatt den Erkrankten oder sogar die ganze Familie nach außen „abzuschotten", sollte das soziale Umfeld „reaktiviert" werden. Hinter der sozialen Abschottung der Familien erkrankter Menschen steckt oft der Gedanke, den Kranken vorläufig viel zu schonen, ihm nicht zu viel Trubel zuzumuten. Es ist ein gut nachvollziehbarer Gedanke, der aber unbedingt mit dem Erkrankten diskutiert werden soll. Die Gefahr, dass der Erkrankte fälschlicherweise annimmt, seine Familie „verstecke" ihn aus Scham vor Freunden und Verwandten, ist nicht selten. Einige Patienten äußern durchaus das ungute Gefühl, dass sie durch die neurologische Erkrankung und ggf. durch die Körperbehinderungen zum „Schandfleck" der Familie geworden sind.

Familie und Freunde mobilisieren

Psychotherapie

Wie bereits besprochen sind Patienten mit einem Minussyndrom durchaus in der Lage, ihre Gefühle mit allen Facetten wahrzunehmen. Vor allem können sie die körperlichen Aspekte von Emotionen spüren. Zum Beispiel innere Unruhe und eine diffuse Anspannung in der Muskulatur, schwere Atmung etc. Es gelingt ihnen nur nicht mehr, die Empfindungen als Emotion entweder zu zeigen (Mimik, Stimme und Tonlage) oder mit Worten auszudrücken. Es kommt nicht allzu selten vor, dass Menschen nie wirklich gelernt haben, ihre Gefühle differenziert zu beschreiben und über ihre Ängste und Sorgen zu sprechen.

Ggf. kann es sinnvoll sein, sich bei einem Psychotherapeuten bzw. einer Psychotherapeutin vorzustellen und sich beraten zu lassen. Es gibt viele Psychotherapeuten, die mit neurologischen Krankheiten und ihren Folgen für den

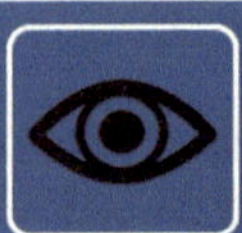

Rückzug thematisieren
- Liegt Traurigkeit oder Angst vor?
- Ist der Rückzug beabsichtigt oder nur scheinbar?

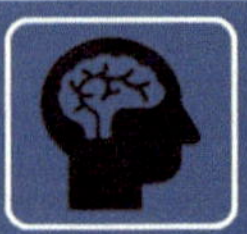

Zeigen von Gefühlen und Emotionen
- Verlust der Mimik nach neurologischer Krankheit?
- Verlust der stimmlichen Schwingung?

Wahrnehmen von Gefühlen fördern
- Über Gefühle sprechen, nach Gefühlen fragen!
- Psychotherapie, Musik- und Kunsttherapie?

Abb. 11.3 Maßnahmen bei Minussyndromen

Menschen gut vertraut und erfahren sind. Am besten ist es, den ausgewählten Psychotherapeuten beim Erstkontakt direkt zu fragen. Eine Musiktherapie oder Kunsttherapie kann ein guter Weg sein, um den Zugang zur emotionalen Innenwelt zu entwickeln (Abb. 11.3).

Gefühle ausdrücken

11

11.5.2 Unterstützende Maßnahmen bei Plussyndromen

Anspannungen definieren

Beim Plussyndrom ist das führende Problem in der Regel der aggressive Impulsdurchbruch bzw. jede impulsive Handlung. Es geht in der Konsequenz darum, den Patienten darin zu unterstützen, wieder besonnener zu agieren und zu interagieren.

Dazu muss man verstehen, dass Impulsdurchbrüche auf einer ohnehin chronisch erhöhten Grundanspannung fußen. Ähnlich wie bei einem Regenfass, das bis zum Rande gefüllt ist. Es genügt dann der sprichwörtliche Tropfen, der das Fass zum Überlaufen bzw. im Falle aggressiver Durchbrüche zur Explosion bringt.

Daueranspannung beachten

Im Fallbeispiel B sind es vorrangig die körperliche Dauererschöpfung durch die diffusen Schmerzen und Missempfindungen, der chronische Schlafmangel, die Sehstörungen, der Schwindel etc., die Jörgs ohnehin reduzierte Belastbarkeit Tag für Tag aushöhlen.

Es ist daher dringend erforderlich, den langen Beschwerdekatalog systematisch abzubauen.

Anspannungssituationen identifizieren

Ausgehend von der Annahme einer dauerhaften psychischen und physischen Anspannung ist es immens wichtig, Situationen ausfindig zu machen, die in der Wahrnehmung der Patienten eine zusätzliche Anspannung bzw. eine Belastung darstellen.

Im Fall des Patienten Jörg konnte herausgearbeitet werden, dass jeder Kontakt mit seinen Arbeitskollegen oder seinem Vorgesetzten eine große Anspannung darstellt. Dahinter steckt seine Traurigkeit darüber, nicht arbeiten zu können, sowie seine Angst vor einer Kündigung.

Allein die Möglichkeit, sich im Dialog dessen bewusst zu werden, welche Sorgengedanken einen umtreiben, kann für Entlastung sorgen. Sobald die Anspannungsfaktoren identifiziert sind, kann an weiteren Umgangsstrategien gearbeitet werden.

Gründe finden

Körpersignale für Überforderung finden

Üblicherweise verfügt jeder Mensch über eine Art Frühwarnsystem, mit dem der Körper anzeigen kann, dass er sich allmählich überfordert fühlt. Die Körpersignale sind bei jedem Menschen individuell. Der eine bemerkt die Überforderung an seiner kurzen Atmung, der andere an Nackenverspannungen, ein Dritter spürt Magengrummeln, wird motorisch unruhig etc.

Es können Entspannungsstrategien gezielt eingeübt werden, mit denen sofort auf die Körpersignale reagiert wird, z. B. Atemtechniken, Muskelentspannungstechniken usw.

Körpersignale nutzen

Time-Out-Vereinbarungen

Angehörige und weitere Vertraute der Patienten können ebenfalls die festgestellten Körpersignale nutzen. Sie helfen ihnen, als Außenstehende Anspannungen im Patienten zu beobachten, möglicherweise bevor der Patient selbst sie registriert. Zum Beispiel wenn sie bemerken, dass ihr erkrankter Angehöriger körperlich unruhig wird, den Blick abwendet, mit gehetzter Stimme spricht u. Ä.

Es sollte in einer entspannten Situation, also wenn kein Streit, keine Diskussion im Gange ist, gemeinsam überlegt werden, wie die Familie oder Freunde Rückmeldungen geben können, wenn sie spüren und sehen, dass die Interaktion auf eine Eskalation zusteuert.

Bewährt haben sich sogenannte Time-Out-Methoden: Der Interaktionspartner zeigt in mehreren Schritten an, dass sich die Anspannung gerade steigert. Bevor die Eskalation eintritt, verlässt er den Raum. Welche Signale eingesetzt werden können, legt jede Familie fest. Manche nutzen Spielflaggen in den Ampelfarben Grün, Orange und Rot. Damit kann die steigende Anspannung signalisiert werden. Andere wiederum entscheiden sich für Handzeichen, wie das Time-Out-Zeichen im Basketball etc.

Selbstverständlich kann auch der Erkrankte diese Strategie selbst anwenden, sofern er in der wachsenden Anspannungssituation sich trotzdem noch ein wenig steuern kann. Das heißt, der Betroffene zeigt allen anderen, dass es ihm nicht gut geht und verlässt den Raum, bevor sein „Fass" überläuft.

Kurze Auszeiten im Bedarfsfall

Spannungsregulation und Spannungsabbau

Neben Strategien, die in der Akutsituation zur Anwendung kommen, gilt es zu überdenken, von welchen weiteren Strategien Betroffene profitieren können. Immer mit dem Ziel, am Abbau der Grundanspannung zu arbeiten.

Sofern der körperliche Fitnesszustand der Patienten es erlaubt, gelten für sie dieselben Regeln und Empfehlungen wie für Gesunde. Regelmäßige sportliche Aktivitäten, ausreichender Schlaf, gesunde Ernährung sowie ein aktives Sozialleben sind die üblichen Stellschrauben.

Um willentlich und gezielt die Spannung zu regulieren, d. h. Nervosität und aggressive Anspannung zu kontrollieren, kann das Erlernen einer Entspannungsmethode oder einer Meditationstechnik für viele Menschen gewinnbringend sein.

Allgemeine Entspannung dringend nötig

Unabhängig davon, ob es sich um ein Plus- oder Minussyndrom handelt, der wichtigste und entscheidende Schritt im Umgang mit der Problematik ist immer die wertschätzende und verstehende Haltung gegenüber den Betroffenen. Es gilt zu verstehen, was die erhöhte Grundanspannung begründet oder weshalb sich die betreffende Person zurückzieht. Ferner sollte stets die Möglichkeit in Betracht gezogen werden, dass durch die neurologische Verletzung oder Krankheit kommunikative Möglichkeiten eingeschränkt sind. Das gilt natürlich für alle Formen von Sprachausfällen und Sprechstörungen, wie sie in ► Kap. 7 besprochen wurden. Aber wie wir im Fallbeispiel A gesehen haben, kann auch eine veränderte Mimik und Prosodie für große zwischenmenschliche Missverständnisse sorgen.

Marlene und Jörg zeigen mit den Veränderungen ihres persönlichen Wesens zwei Extreme, zwei Pole einer Skala zwischen Plus und Minus, zwischen Impulsivität und Apathie. Es gibt jedoch viele Krankheitsfälle, die ebenfalls mit Veränderungen der Persönlichkeit und Emotionalität einhergehen, die allerdings schwächer ausgeprägt sind. Dennoch sind sie entlang dieser Skala anzusiedeln und entsprechend zu behandeln (▪ Abb. 11.4).

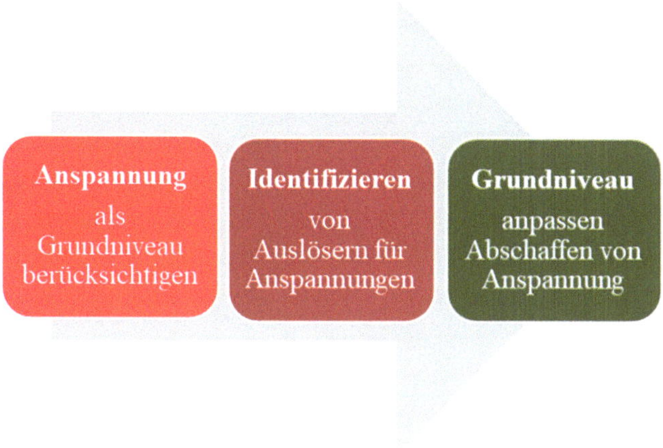

▪ **Abb. 11.4** Maßnahmen bei Plussyndromen

Warum habe ich jetzt Krampfanfälle? Die posttraumatische Epilepsie

C. Kuhn, *Ratgeber Schlaganfall, Schädelhirntrauma und MS*,
https://doi.org/10.1007/978-3-662-57322-8_12

Fallbeispiel

„Mein Bruder und ich saßen gerade beim Frühstück im Haus unserer Eltern. Wir haben uns angeregt unterhalten. Das weiß ich noch. Dann hätte ich plötzlich an meinem T-Shirt gerieben und damit nicht aufgehört. Irgendwas Zusammenhangsloses hätte ich noch gesagt und stur vor mich hingestarrt. Ich muss wohl nicht mehr reagiert haben, war nicht ansprechbar. Dann muss es mich vom Stuhl gehauen haben.

Der Neurologe im Krankenhaus sagte, ich habe einen Grand-Mal-Anfall gehabt. Dabei hatte ich noch nie Epilepsie. Ich habe extra meine Oma gefragt. In der Familie haben wir auch niemanden mit Epilepsie. Seit dem Anfall geht bei mir alles noch viel langsamer als sowieso schon. Und ständig bin ich müde, so richtig kaputt. Noch viel müder als vor dem Anfall. Das mit der Müdigkeit und der Langsamkeit hatte sich ja eigentlich schon super gut gebessert. Dieser Anfall hat mich wirklich um Monate zurückgeworfen."

(Jonas, 27 Jahre, erlitt im September 2015 ein SHT und im August 2016 einen epileptischen Anfall.)

12.1 Was ist passiert?

12

Jonas erlitt knapp ein Jahr nach seinem schweren Sportunfall, bei dem er sich ein schweres Schädelhirntrauma zuzog, einen Grand-Mal-Anfall. Was ihn sehr erschreckte, war die Tatsache, dass er offensichtlich „einfach so" einen epileptischen Anfall bekommen konnte. In seiner Familie liegt offenbar keine genetische Veranlagung für Epilepsien vor.

Nach seiner schweren Schädelhirnverletzung hat Jonas sehr hart daran gearbeitet, wieder gehen, laufen und sprechen zu können. Zuletzt durfte er sogar wieder selbst Auto fahren, was ihm seine Unabhängigkeit von der Hilfe der Familie wiedergegeben hat. Im Krankenhaus wurde ihm nun mitgeteilt, dass er ein Jahr lang kein Auto fahren darf.

Der Anfall und das Fahrverbot werfen ihn emotional sehr zurück. Auch seine neuropsychologischen Funktionsstörungen, die bereits auf dem Weg deutlicher Besserung waren, sind wieder stärker zum Vorschein gekommen. Seine Verlangsamung zeigt sich am stärksten in seiner Sprache. Er hat hörbar mehr Mühe, seine Worte zu artikulieren. Die Wortfindungsstörungen treten wesentlich rascher zutage als noch eine Woche vor seinem großen Krampfanfall. Die größte Angst des jungen Patienten ist jedoch, dass er zusätzlich zu den Folgen seiner Schädelhirnverletzung von nun an unter Epilepsie leidet.

Epilepsieanfälle oft nach Hirnschädigung

12.2 Wie entstehen Krampfanfälle?

Epileptische Anfälle infolge einer schweren Schädelhirnverletzung sind nicht unüblich. Etwa jeder zweite Schädelhirntrauma-Patient erleidet wie Jonas irgendwann im Verlauf des ersten Jahres einen Krampfanfall. Anfälle können bereits innerhalb der ersten 24 Stunden nach der akuten Hirnverletzung auftreten. Sie werden Immediatanfälle (immediat = sofort) genannt. Krampfanfälle innerhalb der ersten Woche nach der Hirnverletzung sind sogenannte Frühanfälle. Krampfanfälle, die nach diesem Zeitfenster und als Folge der neurologischen Schädigungen entstehen, heißen Spätanfälle. Da die Anfälle eine unmittelbare Folge der stattgehabten Hirnverletzungen sind, werden sie als „posttraumatische" Krampfanfälle kategorisiert. Posttraumatisch bedeutet „nach der Verletzung".

Posttraumatische Epilepsieanfälle

Obwohl es sich bei den Krampfanfällen in der Tat nachweislich um Epilepsieanfälle handelt, leiden Patienten mit einer erworbenen Hirnschädigung nicht unter Epilepsien im klassischen Sinne. Bei fast allen Menschen mit posttraumatischen Krampfanfällen liegt weder eine genetische Komponente, noch ein früher Beginn im Kindes- und Jugendalter vor. Das sind zwei wichtige Merkmale einer „klassischen Epilepsie".

Postraumatisch bedeutet hier nach der Hirnschädigung

Auf die Klassifikation bzw. Einteilung der verschiedenen Epilepsieformen sei in diesem Kapitel bewusst verzichtet. Es soll nur so viel dazu gesagt werden, dass der „generalisierte Grand-Mal-Anfall", wie ihn Jonas aus dem Fallbeispiel erleiden musste, die stärkste Form eines epileptischen Anfalls darstellt.

Keine genetische Epilepsie im klassischen Sinne

Ein epileptischer Anfall ist immer Ausdruck einer krankhaften Veränderung von Gehirngewebe. Dabei müssen nicht immer große und auf MRT-Bildern gut sichtbare Schäden die Ursachen sein. Streng genommen kann jeder neurologisch Gesunde einen Krampfanfall, wie ihn Jonas erlebte, „provozieren". Dazu müssen einige ungünstige Faktoren zusammenwirken: Ein langer Schlafentzug über 36 Stunden und mehr, Flüssigkeitsmangel und grelle Lichtbedingungen mit starkem Flackern, wie Laserlichtspiele in einem Nachtclub oder das lange Schauen auf einen Monitor mit niedriger Bildwiederholungsfrequenz etc. Diese Tatsache demonstriert, dass unser Gehirn sehr empfindlich reagiert, wenn seine Arbeitsbedingungen gestört werden. Im ▶ Kap. 2 sprachen wir über den Hirnstoffwechsel, der von einer ausreichenden Durchblutung sehr abhängig ist. Wird über einen langen Zeitraum sehr wenig getrunken, ist der Transportweg für Sauerstoff und Glukose gestört. Wir sprachen auch darüber, dass das gesamte Gehirn wie ein überdimensionales Datennetzwerk organisiert ist. Die Kommunikation innerhalb des Netzwerks läuft über elektrische Signale. Jede Nervenzelle ist in der Lage, elektrische Impulse freizusetzen und über ihre langen Fasern an andere Nervenzellen zu senden. Unser Gehirn ist also auch ein komplexes Elektrizitätswerk. Ein epileptischer Anfall ist im Prinzip nichts anderes als eine elektrische Entladung im Gehirn, ähnlich wie man bei einem Gewitter Blitze am Himmel beobachten kann.

Epilepsieanfälle Ausdruck der Hirnschädigung

Schwere Hirnverletzungen ziehen naturgemäß immer einen großen Substanzschaden nach sich. Durch Prellungen, Reibungen oder unglückliche Druckverhältnisse werden nicht nur die Nervenzellkörper beschädigt, auch die langen Nervenfasern mit ihrer Isolierungsschicht, den Myelinscheiden, nehmen Schaden. Das untergegangene Hirngewebe bildet Vernarbungen.

Werden die feinabgestimmten Stromflüsse im Gehirn gestört, weil sie durch vernarbtes Gehirngewebe in ihrer Flussbahn behindert werden, müssen sie sich auf Umwege begeben. Dabei kann es sinngemäß zu Kurzschlüssen kommen, die sich entsprechend als Gewitter im Gehirn entladen (◘ Abb. 12.1).

Gewitterartige Entladungen von Hirnströmen

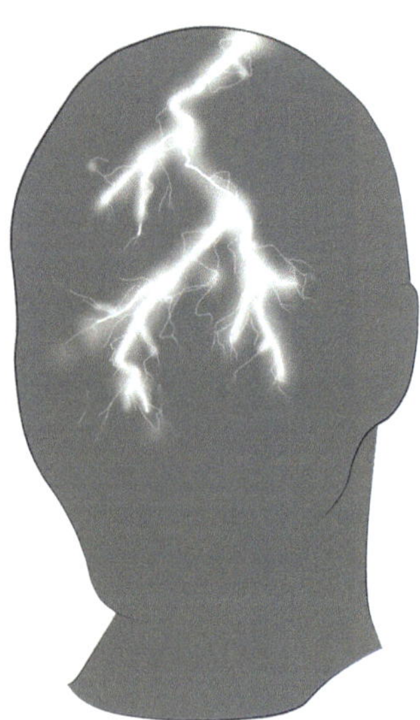

◘ **Abb. 12.1** Gewitter im Gehirn

12.3 Wie kann man sich vor Krampfanfällen schützen?

Der Patient im Fallbeispiel ist darüber entsetzt, dass er „einfach so" einen epileptischen Anfall bekommen kann. Schaut man sich aber seine Situation genau an, wird deutlich, dass der Krampfanfall nicht aus heiterem Himmel kam.

Epilepsieanfälle nicht grundlos

Zum einen liegen in seinem Fall eine große Hirnschädigung und damit ausreichend große Vernarbungen im Hirngewebe vor. Zum anderen stellte sich im Gespräch mit Jonas heraus, dass sich seine Partnerin etwa 14 Tage vor dem Krampfanfall nach einer sechsjährigen Beziehung von ihm trennte. In seiner Trauer über den Verlust der Beziehung konnte er weder essen noch schlafen. Nach seiner eigenen Schätzung hatte er in diesem Zeitraum höchstens in zwei Nächten länger als drei Stunden geschlafen. In den anderen Nächten schlief er maximal zwei Stunden und verbrachte die restliche Nacht mit Fernsehen oder Spielen am Computer.

Vernarbungen im Hirngewebe

Im Verlauf dieser beiden Wochen sind bei Jonas einige äußerst ungünstige Bedingungen und Wirkfaktoren zusammengekommen, die letzten Endes in seinem Krampfanfall gipfelten. Obwohl es sehr unangenehme und für Jonas traurige Aspekte sind, die im Gespräch herausgearbeitet wurden, beruhigt es ihn zu wissen, dass der Anfall eben nicht „aus heiterem Himmel" kam. Anhand dieser Erkenntnis konnten für Jonas nun folgende Verhaltensregeln abgeleitet werden. Diese Regeln sollten nicht nur ihm, sondern jedem Menschen von Nutzen sein, der von einer ähnlichen Problematik betroffen ist.

Emotionaler Stress ist auch Auslöser

▪ Regelmäßigkeiten pflegen

Unsere physische, d. h. körperliche, und unsere psychische Gesundheit hängen sehr davon ab, wie gut es uns gelingt, unseren biologischen Rhythmen gerecht zu werden. Jedes Körperorgan hat eine genetisch vorprogrammierte Uhr, die den Wechsel zwischen Aktivität und Ruhezeit im entsprechenden Organ vorgibt. Jedes Körpersystem hat sozusagen seine eigene Zeitzone, die in ihrer Taktung, mit geringfügigen Abweichungen, ungefähr einem Tag von 24 Stunden entspricht. Damit alle Organe den eigenen Arbeitstakt einhalten, müssen ihre unterschiedlichen Tagesrhythmen koordiniert werden. Das leistet das Gehirn, das für diese Arbeit selbst geregelte Abläufe braucht. Neben dem Tageslicht ist es unser Verhalten, mit dem wir die Abläufe regeln und mit dem wir in die biologische Koordination aktiv eingreifen.

Geregelter Alltag wichtigster Schutzfaktor

Jeder Mensch sollte daher im optimalen Fall möglichst feste Zeiten haben, zu denen er isst, schläft, körperlich und geistig aktiv ist. Das ist im Leben nicht immer machbar. Zeiten, in denen organisatorische Engpässe im Berufs- und Privatleben uns zu Unregelmäßigkeiten zwingen, sollten nach Möglichkeit entsprechend ausgeglichen werden.

Schlafmangel ein großer Risikofaktor

Konkret heißt es, dass fehlender Schlaf nachgeholt werden sollte. In stressigen Zeiten sollte besonders auf regelmäßige Essenszeiten und gesunde Kost geachtet werden. Ist viel „Kopfarbeit" zu leisten, sollten regelmäßige, wenn auch kurze Zeiten für einen Spaziergang oder ein wenig Gymnastik etc. eingeplant werden.

▪ Flüssigkeitszufuhr sicherstellen

Flüssigkeitsmangel auch ein großer Risikofaktor

Flüssigkeitsmangel durch seltenes und weniges Trinken kann dem Gehirn erheblich schaden. Der Mangel erschwert nicht nur die Konzentration, er kann regelrechte geistige Verwirrungen und in Extremfällen Halluzinationen auslösen. Am eindrucksvollsten zeigt sich der Flüssigkeitsmangel bei alten Menschen. Gerade im Sommer leiden Ältere häufig darunter, dass sie wenig trinken, weil sie keinen Durst verspüren. In der Hitze treten bereits nach wenigen Stunden ohne ausreichende Wasserzufuhr die ersten Zeichen von Dehydrierung ein. Plötzlich zeigen sich schlimmste Angstzustände und optische Halluzination. Diese verschwinden binnen 20 bis 30 Minuten, sobald den Menschen 400 bis 500 Milliliter Flüssigkeit verabreicht wurde. Bei jüngeren Menschen mit Vorbelastungen durch den erworbenen Hirnschaden ist die regelmäßige Flüssigkeitszufuhr (Wasser, kein Alkohol!) ein guter Schutzfaktor gegen Krampfanfälle. Wasser ist überdies ein hocheffektives Aufputschmittel für die Hirnleistung.

▪ Entspannung

Entspannung erhöht Belastbarkeit

Ein geregelter Rhythmus im Wechsel zwischen Phasen von Anspannung und Entspannung ist eine wichtige Schutzmaßnahme. Damit das Gehirn nicht ständig chronische Überforderung ausgleichen muss, die schlimmstenfalls in einem Krampfanfall münden, braucht es Pausen. Regelmäßige Pausen, die vorausschauend geplant werden. Das heißt, dass im besten Fall schon eine Pause eingelegt wird, bevor überhaupt so etwas wie ein Müdigkeitsgefühl aufkommt. Die Gründe dafür wurden in ► Kap. 4 über Aufmerksamkeitsstörungen besprochen.

▪ Medikamenteneinnahme

In vereinzelten Fällen kann es angezeigt sein, Medikamente zum Schutz gegen epileptische Anfälle einzunehmen. Die behandelnden Neurologen verordnen die Arzneimittel und besprechen die Einnahmeempfehlungen mit den Patienten. Es ist sehr wichtig, auch bei der Medikamenteneinnahme auf Regelmäßigkeiten zu achten.

Manche Menschen reagieren auf die Antikonvulsiva oder Antiepileptika mit einer erhöhten Müdigkeit. Solche Begleiterscheinungen sollen immer mit den behandelnden Ärzten besprochen werden, damit ggf. Anpassungen in der Dosierung vorgenommen werden können.

Dem aufmerksamen Leser ist sicherlich nicht entgangen, wie stark bei diesem Thema der Aspekt der Regelmäßigkeit hervorgehoben wird. Tatsächlich ist das Führen eines geregelten Alltagslebens die beste Anfallshygiene. Damit ist gemeint, dass wir aktiv beeinflussen können, ob unser Gehirn „geordnete Arbeitsbedingungen“ vorfindet oder nicht.

Selbst nach einer schweren Verletzung oder Erkrankung des Gehirns können unsere Hirnleistungen wieder in geordnete Bahnen gelenkt werden. Ein posttraumatischer Epilepsieanfall ist lediglich die Rückmeldung einer aktuellen Überforderungsreaktion. Versteht man die Sprache des Körpers, kann man seinen signalisierten Bedürfnissen aktiv handelnd begegnen (▫ Abb. 12.2).

Schlaf
Bewegung
Ernährung
Geregelte Abläufe in allen Lebensbereichen ist oberstes Gebot

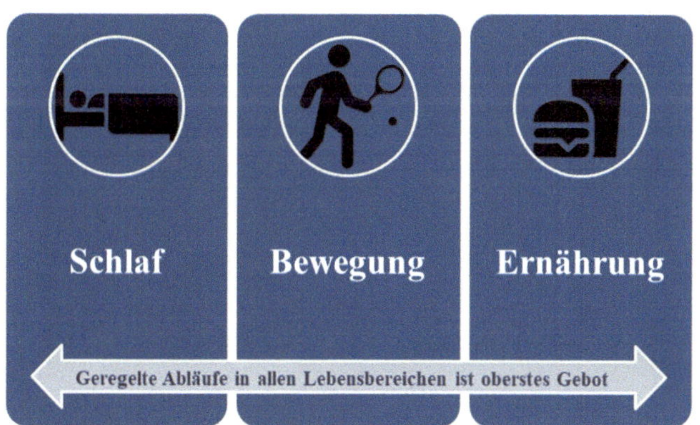

▫ **Abb. 12.2** Schutzstrategien bei posttraumatischen Epilepsien

Was, wenn alles so bleibt? Ein Ausblick

C. Kuhn, *Ratgeber Schlaganfall, Schädelhirntrauma und MS*,
https://doi.org/10.1007/978-3-662-57322-8_13

Nun sind wir am Ende des Ratgebers angelangt. Zu Beginn des Buchs haben wir uns zunächst einen kleinen Überblick über die Architektur des menschlichen Gehirns verschafft. Wir haben uns angeschaut, welche Regionen im gesunden Gehirn auf welche Hirnleistungsaufgaben spezialisiert sind.

Danach nahmen wir häufige Folgen einer Hirnverletzung wie Aufmerksamkeitsstörungen, Missempfindungen des Körpers, Hellhörigkeit und Schwindel unter die Lupe. Wir wandten uns auch den spezifischen neuropsychologischen Ausfällen zu. Den Lesern wurden Sehstörungen, Sprach- und Sprechstörungen, Gedächtnisstörungen und Ausfälle von Exekutivfunktionen vorgestellt. Zuletzt beschäftigten wir uns mit zwei Begleiterscheinungen, die nicht selten das Leben mit einer erworbenen Hirnschädigung bestimmen: emotionale Veränderungen und posttraumatische Krampfanfälle.

Überblick gewonnen

Zu allen Störungsbildern wurden vereinzelte Strategien und Verhaltensregeln vorgestellt und besprochen. Wie es sich zeigt, sind es häufig simple Dinge und geringfügige Anpassungen, die im Alltag berücksichtigt werden sollten. Trotz der Einfachheit vieler Strategien soll ihre Effektivität nicht unterschätzt werden.

Strategien und Tricks besprochen

Alle besprochenen Tipps und Tricks wurden im Verlauf der Jahre von neurologischen Patienten und ihren Vertrauenspersonen erprobt und angepasst. Sie wurzeln also nicht in der wissenschaftlichen Theorie, sondern haben lebensnahe Tauglichkeitstests bestanden. Wie so oft im Leben funktioniert natürlich nicht jeder Tipp für jeden Menschen. Man sollte sich davon nicht entmutigen lassen, sondern für sich individuelle Anpassungen vornehmen.

Jeder muss das Passende für sich finden

Wie im Einführungskapitel dargelegt, stehen neurologische Patienten heutzutage einem breiten Behandlungsangebot gegenüber. Dennoch findet sich nicht immer für jede komplexe Krankheitsfolge ein passender Behandlungsansatz. Trotz fachlich sehr gut aufgestellter Disziplinen wie der Physiotherapie, Logopädie und Ergotherapie, die Patienten noch lange Zeit nach ihrer Entlassung aus den Krankenhäusern und Rehakliniken therapeutisch begleiten, können nicht alle körpermotorischen Störungen und Hirnleistungsausfälle zum Verschwinden gebracht werden.

Restsymptome

Auch wenn sich Aufmerksamkeitsstörungen oder sensorische Ausfälle wie Sehstörungen im Rahmen einer neuropsychologischen Therapie gut zurückgebildet haben, müssen Betroffene damit rechnen, dass es zu stärkeren oder erneuten Symptombildungen kommen kann. An manchen Tagen fühle es sich an, als sei man im Wiederherstellungsprozess

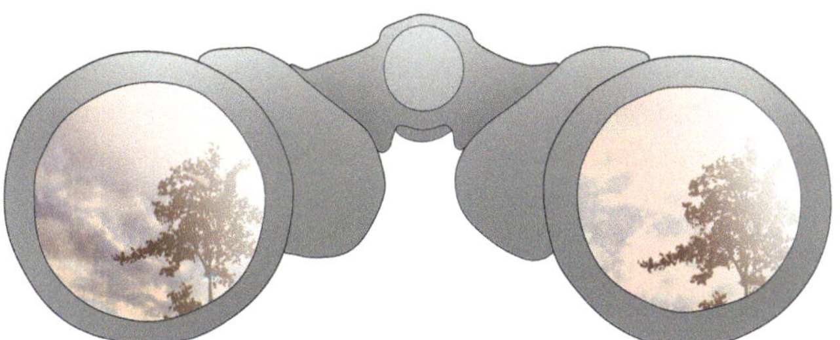

Abb. 13.1 Weitsicht bewahren

um Monate zurückgeworfen. Davon berichten Patienten und deren Familien immer wieder.

Symptome: Manchmal ein Kommen und Gehen

Verständlicherweise reagieren viele Betroffenen frustriert, verärgert oder verängstigt auf diese Beobachtung. Es darf aber nicht aus dem Blick geraten, dass Leben und Lebendigkeit dynamische Veränderungen bedeuten (Abb. 13.1).

Mit unberechenbaren Schwankungen und Fluktuationen wie wechselnder Tagesform, schlechter oder guter Laune halten uns Körper und Gehirn täglich stets auf Trab. Manche Patienten könnten an einem Tag sämtliche Bäume ausreißen, haben das Gefühl, dass alles wieder im Lot ist, und fühlen sich schon am nächsten Tag wieder zutiefst niedergeschlagen und erschöpft. Einige sind entmutigt, weil sie fälschlicherweise annehmen, dass sie bloß zu launisch oder undiszipliniert seien, und sie sich besser im Griff haben müssen.

Patienten bringen Tag für Tag große Leistungen

Sie dürfen nicht vergessen, dass es eine Menge Selbstdisziplin erfordert, das Leben mit neurologischen Ausfällen und neuropsychologischen Störungen Tag für Tag zu meistern. Gerade wenn es wieder bergauf zu gehen scheint, freut man sich. Man will möglichst viel erledigen, was in den Monaten davor zu kurz gekommen ist. Aber genau an dieser Stelle lauert die Gefahr, sich zu übernehmen. Davor kann man sich aber mit Achtsamkeit schützen.

Das Leben von Normalität, trotz der Folgen der Hirnschädigung, beansprucht aber viel mehr Kraft als früher. Auch wenn man scheinbar überhaupt nichts Besonderes oder Anspruchsvolles macht. Deswegen laufen die körperlichen und mentalen Kraftreserven auch schneller und früher „leer" als früher. Das ist der Hauptgrund für die vielen Formschwankungen.

Mit Achtsamkeit vor Überforderung schützen

Je eher es gelingt, Fluktuationen in der geistigen Leistungsfähigkeit sowie körperlichen Belastbarkeit als einen festen Bestandteil des neuen Lebens zu akzeptieren, desto gelassener begegnet man den vielen Aufs und Abs.

Kraftreserven

Schwer erkrankte Menschen erleben manchmal ihren Körper als Feind, der sie mit all den Ausfällen und Symptomen drangsaliert. Sie hadern mit ihm, weil sie das Gefühl haben, vom eigenen Körper im Stich gelassen worden zu sein.

Fluktuationen sind Teil des Lebens

Man sollte jedoch bedenken, dass dem menschlichen Körper gar keine Alternative bleibt, um seine Bedürfnisse anzumelden. Möchte er Bewegung, Anregung und Abwechslung, meldet er uns das über unsere Lust auf einen Spaziergang, Musikhören, Plaudern mit Freunden etc. Werden angenehme Bedürfnisse vermeldet, geben die meisten Menschen dem wohlgesonnen nach. Wird hingegen nach Ruhe, Schonung oder Entspannung verlangt, weil dem Körper die Puste ausgeht, reagieren wir schnell gereizt und entnervt. Das Leben mit einer neurologischen Erkrankung zufriedenstellend zu gestalten setzt voraus, dass wir feinfühlig die Bedürfnisse des Körpers registrieren und angemessen auf sie reagieren. Die einzige Sprache, die der Körper hat, um leerlaufende Kraftreserven anzukündigen, ist nun einmal die der Symptome.

Körper braucht unsere Unterstützung

Wenn also längst abgeklungene Körpermissempfindungen wieder aufdringlicher werden, können sie z. B. einen Menschen mit Multiple Sklerose daran erinnern, mehr Ruhephasen einzulegen. Wenn der Gesichtsfeldausfall nach einem Posteriorinfarkt sich schon gut zurückgebildet hat, aber eines Tages seltsame trübe Flecken im Gesichtsfeld auftauchen, zeigen sie dem Betroffenen, dass er sich möglicherweise über die vergangenen Tage ein bisschen zu viel zugemutet hat. Emotionale Belastungen wie Ängste, Sorgen oder Konflikte in der Partnerschaft können den gut kompensierten Schwindel erneut entfachen. Egal welches Symptom reaktiviert wird, es ist in jedem Fall ein Signal des Körpers.

Symptome: die Sprache des Körpers

Wie die Tankanzeige eines Kraftfahrzeugs zeigen die Symptome den aktuellen Füllungsstand unserer Kraftreserven an. Wie bei einem Auto sollte man sich genau überlegen, wohin oder wie weit man noch mit einer halben Tankfüllung fahren kann, oder ob es nicht doch klüger wäre, erst wieder aufzutanken (▫ Abb. 13.2).

Kraftreserve im Blick

Mit dem Wissen, worauf es im Alltag ankommt, um die persönliche Belastbarkeit, körperliche sowie geistige Leistungsfähigkeit aufrechtzuerhalten, kann das Leben wieder aktiver und autonomer angepackt werden. Betroffene entdecken im Verlauf der Zeit, welche Dinge des Lebens ihre Kraftreserven rasch leerlaufen lassen und welche ihnen Kraft verleihen. Anhand dieser Selbstbeobachtungen können sie Reserven immer zielführender einteilen und Pausen vorausschauend einplanen.

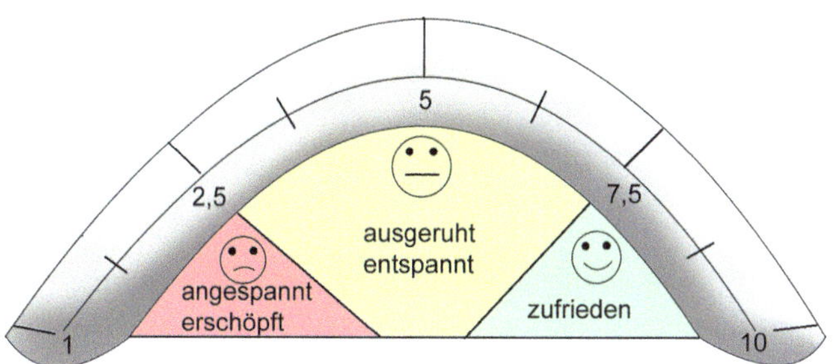

Abb. 13.2 Kraftreserve im Blick

Trotz umfassender Verhaltensanpassungen können sich dennoch so manche Störungen als sehr hartnäckig erweisen. Wenn Störungen der Aufmerksamkeit, des Gedächtnisses oder der Planungskompetenz das private und berufliche Leben stark beeinträchtigen, können sich Betroffene jederzeit an eine Klinische Neuropsychologin oder einen Klinischen Neuropsychologen wenden. Neurologische Patienten haben nach Abschluss der stationären Rehabilitation einen rechtlichen Anspruch auf eine ambulante neuropsychologische Behandlung. Folgende Voraussetzungen müssen für eine Kostenübernahme durch die gesetzliche Krankenversicherung gegeben sein:

1. Die neurologische Erkrankung oder Verletzung darf nicht länger als 5 Kalenderjahre zurückliegen.
2. Sie muss durch entsprechende Fachärzte festgestellt bzw. diagnostiziert worden sein.
3. Die Behandlungswürdigkeit der Hirnleistungsstörungen muss von Neuropsychologen durch eingehende neuropsychologische Untersuchungen festgestellt bzw. diagnostiziert worden sein.

Sind die Voraussetzungen gegeben, haben neurologische Patienten einen Anspruch auf 60 Behandlungsstunden durch anerkannte Neuropsychologen. In begründeten Fällen können bei der zuständigen Krankenkasse weitere 20 Behandlungsstunden beantragt werden, wenn abzusehen ist, dass 60 Stunden nicht ausreichen.

Vorteil einer ambulanten neuropsychologischen Therapie ist, neben der Behandlung von neuropsychologischen Funktionsausfällen, die Gewährung einer mittel- bis langfristigen Begleitung durch die behandelnden Neuropsychologen. Diese kann z. B. in der Vorbereitung und Durchführung beruflicher Wiedereingliederungsmaßnahmen hilfreich sein. Neuropsychologen können mit den

Patienten festlegen, mit wie vielen Arbeitsstunden täglich begonnen werden, und über welchen Zeitraum sich die Wiedereingliederung erstrecken soll. Auf Wunsch der Patienten können behandelnde Neuropsychologen mit den Vorgesetzten oder den zuständigen betriebsärztlichen Diensten beratend in den Dialog treten. Der mit den Patienten besprochene Wiedereingliederungsplan wird zusammen mit dem Bewilligungsantrag bei der Krankenkasse eingereicht.

Bei vielen Hirnverletzungen mit weitreichenden Folgen für das Wahrnehmen, Denken, Handeln und Fühlen leistet die ambulante neuropsychologische Behandlung einen entscheidenden Beitrag zur Wiederherstellung der Arbeitsfähigkeit bzw. Vermeidung von Erwerbsunfähigkeit.

Bedenkt man, dass rund ein Drittel der neurologischen Patienten deutlich jünger als 65 Jahre alt ist und somit meist noch im aktiven Arbeitsverhältnis steht, wird die Relevanz einer neuropsychologischen Behandlung und Begleitung verständlich.

Bei Anträgen auf Nachteilsausgleich an die Landesämter für Soziales und Versorgung oder bei Rentenanträgen an die Deutsche Rentenversicherung etc. kann der neuropsychologische Befundbericht als Grundlage für die Antragsentscheidung herangezogen werden, sofern Betroffene diesen Wunsch im Antrag angeben. Dadurch können sowohl die neurologischen Erkrankungen oder Verletzungen als auch ihre unmittelbaren Folgen für die Leistungsfähigkeit für die zuständige Behörde umfassend und nachvollziehbar dokumentiert werden.

Interessierte können sich z. B. bei der Gesellschaft für Neuropsychologie (Adresse im Serviceteil) nach ambulant tätigen Neuropsychologen in ihrer Wohnortnähe erkundigen.

Wie im Einführungskapitel schon angesprochen, brauchen Symptomlinderung und Wiederherstellung der körperlichen sowie geistigen Belastbarkeit einfach ihre Zeit. Ob ein Schlaganfall oder ein Schädelhirntrauma ursächlich für die Funktionsausfälle war, spielt dabei kaum eine Rolle. Bei chronischen neurologischen Erkrankungen wie der Multiplen Sklerose kommt zusätzlich zum Prozess der Rehabilitation die Notwendigkeit hinzu, die Wahrscheinlichkeit eines weiteren Schubs oder einer Symptomverschlechterung durch schützende Maßnahmen zu senken. Dazu gehören alle Strategien, die das Immunsystem entlasten und die Immunkompetenz stärken.

Unsere klinische Erfahrung zeigt, dass Menschen mit neurologischen Veränderungen durchschnittlich drei bis fünf Jahre brauchen, bis sie sich erfolgreich an die neuen Gegebenheiten angepasst haben.

Das sind zweifelsohne sehr anspruchsvolle Jahre, die nicht nur die Betroffenen selbst, sondern das gesamte soziale Umfeld zuweilen vor große Herausforderungen stellen können. Diese Zeit muss jedoch nicht alleine durchgestanden werden. Zahlreiche professionelle Helfer stehen den Betroffenen beratend und unterstützend zur Seite. Neben Neuropsychologen und Fachärzten sichern Logopäden, Ergotherapeuten und Krankengymnasten die ambulante Versorgung. Sie alle stehen gerne Rede und Antwort auf Fragen, die neurologische Patienten und ihre Familien bewegen.

Im Austausch zwischen allen Beteiligten entsteht ein umfassendes, auf den individuellen Fall bezogenes Krankheitswissen. Gemeinschaftlich können dann Strategien besprochen und entwickelt werden, um den Lebensalltag zufriedenstellend zu gestalten.

Die Erfahrung, dass man bereits durch kleinere Veränderungen des Verhaltens oder der Einstellung seine eigene Lebenssituation positiv beeinflussen kann, wirkt äußerst ermutigend. Zu wissen, dass man nach einer Hirnverletzung der Flut von Veränderungen nicht hilflos ausgesetzt ist, sondern aktiv eingreifen kann, ist für viele Menschen emotional überlebensnotwendig.

Dieser Ratgeber konnte hoffentlich einen bescheidenen Beitrag dazu leisten, einige der krankheitsbedingten Veränderungen besser zu verstehen, und Handlungsmöglichkeiten aufzeigen.

Serviceteil

C. Kuhn, *Ratgeber Schlaganfall, Schädelhirntrauma und MS*,
https://doi.org/10.1007/978-3-662-57322-8

Hilfreiche Adressen

AMSEL, Landesverband e. V.
Anschrift: Regerstraße 18, D-70195 Stuttgart
Telefon: 0711 69 786-0
Telefax: 0711 69 786-99
E-Mail: info@amsel.de
Website: ▶ http://www.amsel.de

Deutsche Gesellschaft für Neurochirurgie (DGNC) e. V.
Anschrift: Carl-Pulfrich-Str. 1, D-07745 Jena
Telefon: 03641 31 16-460
Telefax: 03641 31 16-243
E-Mail: gs@dgnc.de
Website: ▶ http://www.dgnc.de/dgnc-homepage/patienteninformationen/schaedel-hirnverletzungen.html

Deutsche Multiple Sklerose Gesellschaft, Bundesverband e. V.
Anschrift: Krausenstr. 50, D-30171 Hannover
Telefon: 0511 968 34-0
Telefax: 0511 968 34-50
E-Mail: dmsg@dmsg.de
Website: ▶ www.dmsg.de

Kompetenznetz Schlaganfall
Anschrift: Charitéplatz 1, D-10117 Berlin
Telefon: 030 450560-145
Telefax: 030 450560-945
E-Mail: info@schlaganfallnetz.de
Website: ▶ http://www.kompetenznetz-schlaganfall.de

Gesellschaft für Neuropsychologie e. V.
Anschrift: Postfach 1105, D-36001 Fulda
Telefon: 0661 9019665
Telefax: 0661 9019692
E-Mail: fulda@gnp.de
Website: ▶ https://www.gnp.de

Neuropsychologische Universitätsambulanz
Anschrift: Campus Gebäude A1.3, D-66123 Saarbrücken
Telefon: 0681 302 57386
Telefax: 0681 302 57382
E-Mail: c.kuhn@mx.uni-saarland.de
Website: ▶ https://www.uni-saarland.de/lehrstuhl/kerkhoff/neuropsychologische-lehr-und-forschungsambulanz.html

Stiftung Deutsche Schlaganfall-Hilfe
Anschrift: Schulstraße 22, D-33311 Gütersloh
Telefon: 05241 9770-0
Telefax: 05241 9770-777
E-Mail: info@schlaganfall-hilfe.de
Website: ▶ https://www.schlaganfall-hilfe.de/home

ZNS- Hannelore Kohl Stiftung
Anschrift: Rochusstraße 24, D-53123 Bonn
Telefon: 0228 978450
Telefax: 0228 9784555
E-Mail: Kontaktformular der Website
Website: ▶ http://www.zns-hannelore-kohl-stiftung.de

Glossar

Adaptation Anpassung

Adipositas Fettleibigkeit

Affekte Gefühlsregung, Gefühlszustand

Amnesie Gedächtnisverlust

Anamnese Untersuchungsgespräch, z. B. bei Arzt, Psychologen

Aneurysma Erweiterung eines Blutgefäßes
Anschlussbehandlung
Rehabilitationsbehandlung unmittelbar im Anschluss an die Akuterkrankung oder Akutbehandlung im Krankenhaus

Aphasie Verlust der Sprache

Apoplexie Schlaganfall

Arbeitsgedächtnis Erste Verarbeitungsstation des Gedächtnisses, wird i.d.R. mit dem Kurzzeitgedächtnis zusammengefasst

Arteria carotis externa Äußere Halsschlagader

Arteria communicans anterior Verbindung zwischen den beiden vorderen Hirnarterien

Arteria vertebralis Hintere Halsschlagader, am Nacken verlaufend

Behinderung Begriff des IX. Sozialgesetzbuchs. Dauerhafte, schwerwiegende Beeinträchtigung, die ein aktives Leben und eine aktive Teilnahme am gesellschaftlichen Leben unmöglich macht

CT Computertomogramm. Computertomographie

Corpus Callosum Auch Balken genannt, Verbindung zwischen den beiden Hemisphären des Gehirns

Diabetes mellitus Sog. Zuckerkrankheit

Defizit Mangel, Störung

Demyelinisierung Auflösung der Myelinscheide, der isolierenden Schicht um eine Nervenfaser, besteht aus Eiweiß und Fetten

Diagnostik Maßnahmen zur Untersuchung und Feststellung einer Krankheit

Drehschwindel Schwindel mit Karussellgefühl und Verlust der Raumorientierung

Dysarthrie Störung des Sprechens nach Erkrankung oder Verletzung des Gehirns

Exekutivfunktionen Neuropsychologische Funktionen zur Planung und Steuerung von Handlungen, zur Aktivierung und Unterdrücken von Gefühlen

Frontallappen Stirnlappen des Großhirns

Funktionsdiagnosen Folgen einer körperlichen Erkrankung

GdB Abkürzung für Grad der Behinderung

Gesichtsfeld Das von beiden Augen erfasste Bild, wenn Augen und Kopf geradeaus fixiert sind, sich nicht bewegen

Großhirn Teil des Gehirns

Gyrus Cinguli Sog. Gürtelwindung, liegt tief im Gehirn, zwischen beiden Großhirnhemisphären, unterhalb des sog. Balkens

Hämorrhagie Blutung

Hemianopsie Halbseitiger Ausfall des Gesichtsfelds

Hemiparese Halbseitige Körperlähmung, mit Restfunktionen

Hemiplegie Vollständige Halbseitenlähmung des Körpers

Hirnblutung Blutung durch Einriss eines Hirnblutgefäßes, mitten im Gehirn oder an den Hirnhäuten

Hirnhaut Dreischichtige Haut, die schützend das Gehirn sowie Rückenmark einhüllt. Durch sie zirkuliert das Hirnwasser zwischen dem Rückenmark und dem Gehirn

Hirnleistungsfunktion Gesamtheit aller Funktionen des Gehirns wie Motorik sowie Wahrnehmung, Denke, Handeln und Fühlen

Hirnleistungsstörungen Beeinträchtigungen der Sinneswahrnehmung, des Denken und Handeln infolge einer Verletzung oder Erkrankung des Gehirns

Hirninfarkt Andere Bezeichnung für einen Schlaganfall

Hirnstamm Ältester Abschnitt des Gehirns, Sitz der wichtigsten Vitalfunktionen wie z. B. des Kreislaufzentrums, Atemzentrums etc

Hyperakusis Schallüberempfindlichkeit, Hellhörigkeit

Inselrinde Gehirnabschnitt unterhalb des Schläfenlappens

Ischämie Durchblutungsstillstand

Kleinhirn Teil des gesamten menschlichen Zentralnervensystem, ist vorwiegend für das Erlernen und Ausführen der Motorik zuständig

Klinische Neuropsychologen Psychologen, die auf die Untersuchung und Behandlung von neurologischen Patienten spezialisiert sind

Kompensation Ausgleich

Kopfschwarte Skalp des menschlichen Kopfs

Kurzzeitgedächtnis Die erste Verarbeitungsstation des Gedächtnisses, kann Informationen bis zu zwei Minuten vorhalten

Langzeitgedächtnis Setzt sich aus dem Faktengedächtnis, biographischen und prozeduralem Gedächtnis zusammen

Läsion Verletzung

Liquor Hirnwasser

Mediainfarkt Infarkt im Versorgungsbereich der mittleren Hirnarterie

Meningen Hirnhäute

Morbus Parkinson Neurodegenerative Erkrankung vorwiegend bei Älteren, sie geht meist mit Störungen der Motorik einher. Bekannteste Symptome sind Tremor und Rigor

MRT Magnetresonanztomographie, Magnetresonanztomogramm

Multiple Sklerose Entzündliche Erkrankung des Zentralnervensystems, die eine Auflösung der Myelinscheiden an allen Nerven im Gehirn und Rückenmark nach sich zieht

Myelinscheide Schutz- und Isolierungsschicht um Nervenfaser, besteht aus Fetten und Eiweiß

Nachteilsausgleich Ausgleich, Entschädigung bei Behinderungen nach Sozialgesetzbuch IX.

Neglect Vernachlässigung

Neuronale Plastizität Fähigkeit des Gehirns, durch ständige neue Verbindungen zwischen Nervenzellen neu zu lernen.

Neuropsychologie Disziplin der Psychologie, die Medizin und Biologie verbindet

Neuroradiologie Teilgebiet der Radiologie, das sich auf die Untersuchung des Zentralnervensystems spezialisiert

Neurovisuelle Störungen Gesamtheit aller Störungen des Sehens, die mit einer neurologischen Verletzung oder Erkrankung zusammenhängen

Okzipitallappen Hinterhauptlappen

Parietallappen Scheitellappen

Perimetrie, Perimeter Messung des Gesichtsfelds

PFO Persistierendes Foramen Ovale

Rehabilitation Wiederherstellung

Reinsult Wiederholte Verletzung

Reorganisieren Wiederordnen

Repetitiv Wiederholend

Restitution Wiederherstellung

Ruptur Reißen, Einreißen, Riss

Schädelhirntraumata Verletzung des Schädels und Gehirns durch Gewalteinwirkung von außen, z. B. durch einen Schlag.
Offene und geschlossene Schädelhirntraumata sind möglich

Schwankschwindel Schwindelform, bei dem ein Gefühl von Seegang bzw. Gang auf schwebendem Boden beklagt wird

Sehstrahlung Abschnitt der Sehbahn zwischen dem Hirnstamm und dem Hinterhaupt

SHT Abk. für Schädelhirntrauma

Stenose Verengung oder Verstopfung eines Körpergefäßes

Strokeunit Spezialabteilugen zur Behandlung von Schlaganfällen in Krankenhäusern und Universitätskliniken

Subarachnoidalraum Raum im Gehirn, zwischen der Spinnenhaut und der weichen Hirnhaut

Syndrom Gesamtheit aller Krankheitszeichen bzw. Symptome

Symptome Krankheitszeichen, Krankheitsfolge

Temporallappen Schläfenlappen des Großhirns

Thalamus Nervenkerngruppen im Zwischenhirn, gilt als das Tor zum Bewusstsein, verarbeitet mit dem Hirnstamm, sensorische Eindrücke

Therapie Behandlung

Ventrikel Hirnkammer

Visuelle Reizerscheinungen Optische Eindrücke im Ausfallbereich des Gesichtsfelds, oft Zeichen für Restaktivitäten geschädigter Sehnervenzellen

Wachkoma Komaform, bei der die Augen geöffnet sind, weshalb Patienten wach wirken. Sie sind jedoch nicht ansprechbar, können keine Augenfolgenbewegungen oder sprachliche Aufforderungen befolgen

Zentralnervensystem Die Gesamtheit des Gehirns und Rückenmarks

Literatur

Aufmerksamkeitsfunktionen

AWMF (2011) S2e–Leitlinie Diagnostik und Therapie von Aufmerksamkeitsstörungen bei neurologischen Erkrankungen. AWMF–Registernummer 030/135. Stand 07.12.2011

Clark L, Iversen SD, Goodwin GM (2002) Sustained attention deficit in bipolar disorder. Br J Psychiatry 180(4):313–319. ▶ https://doi.org/10.1192/bjp.180.4.313

Coull JT, Frith CD, Frackowiak R, Grasby P (1996) A fronto-parietal network for rapid visual information processing: a PET study of sustained attention and working memory. Neuropsychologica 34(11):1085–1095

Haag A et al. (2012) Kognitive Nebenwirkungen neuer Antikonvulsiva. Z Epilept 4(25):252–258

Henry J, Crawford J (2005) A meta-analytic review of verbal fluency deficits in schizophrenia relative to other neurocognitive deficits. Cogn Neuropsychiatry 10:1–33. ▶ https://doi.org/10.1080/13546800344000309

Rafal R, Henik A, Smith J (1991) Extrageniculate contributions to reflex visual orientating in normal humans: a temporal hemifield advantage. J Cogn Neurosci 3(4). ▶ 10.1162/jocn.1991.3.4.322

Sarter M, Givens B, Bruno JP (2001) The cognitive neuroscience of sustained attention: where top-down meets bottom-up. Brain Res Rev 35:146–160

Sturm W (2002) Diagnostik von Aufmerksamkeit in der Neurologie. Akt Neurol 29(1):25–29. ▶ https://doi.org/10.1055/s-2002-19996

Sturm W, Willmes K (2001) On the functional neuroanatomy of intrinsic and phasic alertness. NeuroImage 14:76–84

Störungen der Exekutivfunktionen

Bechara A, Damasio H, Damasio A (2000) Emotion, decision making and the orbitofrontal cortex. Cerebr Cort 10(3):295–307

Bechara A, Damasio H, Tranel D, Damasio A (2005) The Iowa Gambling Task and the somatic marker hypothesis: some questions and answers. Trends Cogn Sci 9(4):159–162; Z Neuropsychol 18(3):233–248

Harlow JM (1999, [1]1848) Passage of an iron rod through the head (Classic Articles). J Neuropsychiatry Clin Neurosci 11(2): 281–283. ▶ http://dx.doi.org/10.1176/jnp.11.2.281

Masterman D, Cummings J (1997) Frontal-subcortical circuits: the anatomic basis of executive, social and motivated behaviors. J Psychopharm 11(2):107–114

Miayke A et al (2000) The unity and diversity of executive functions and their contributions to complex „Frontal lobe" tasks: a latent variable analysis. Cogn Psychol 41:49–100

Müller SV (2004) Kognitive Therapie bei Störungen der Exekutivfunktionen. Ein Therapiemanual. Hogrefe, Göttingen

Müller SV et al (2010) Leitlinie zur Diagnostik und Therapie von exekutiven Dysfunktionen. Z Neuropsychol 21(3):167–176

Müller SV, Münte TF (2008) Dysekutives Syndrom. In: Hermann M, Gauggel S (Hrsg) Handbuch der Bio- und Neuropsychologie. Hogrefe, Göttingen, S 494–503

Siegal M, Varley R (2002) Neuronal systems involved in „Theory of Mind". Nat Rev Neurosci 4(6):463–471. ▶ https://doi.org/10.1038/nrn844

Smith EE, Jonides J (1999) Storage and executive processes in the frontal lobes. Science 283:1657–1661

Gedächtnisstörungen

Markowitsch HJ (2002) Dem Gedächtnis auf der Spur. Vom Erinnern und Vergessen. Wissenschaftliche Buchgesellschaft & Primus, Darmstadt

Thöne-Otto A, Markowitsch HJ (2004) Gedächtnisstörungen nach Hirnschäden. In: Flor H et al (Hrsg) Fortschritte der der Neuropsychologie, Bd 2. Hogrefe, Göttingen

Thöne-Otto A. et al. (2010) Diagnostik und Therapie von Gedächtnisstörungen. Z Neuropsycho 21(4):271–281

Störungen der Sprache und des Sprechens

Ackermann H, Ziegler W (2010) Brain mechanisms underlying speech. In: Hardcastle WJ, Laver J, Gibbon FE (Hrsg) The handbook of phonetic sciences, Bd 2. Wiley-Blackwell, New York

Bright P, Moss H, Tyler LK (2004) Unitary s. multiple semantics: PET studies of word and picture processing. Brain Language 89:417–432. ▶ https://doi.org/10.1016/j.bandl.2004.01.010

De Bleser R (2012) Dyslexien und Dysgrafien. In: Karnath HO, Thier P (Hrsg) Kognitive Neurowissenschaften. Springer, Heidelberg
Huber W, Ziegler W (2009) Störungen von Sprache und Sprechen. In: Sturm W, Herrmann M, Münte TF (Hrsg) Lehrbuch der Klinischen Neuropsychologie. Grundlagen, Methoden, Diagnostik, Therapie. Spektrum & Springer, Heidelberg
Pritzel M (2012) Händigkeit. In: Karnath HO, Thier P (Hrsg) Kognitive Neurowissenschaften. Springer, Heidelberg
Vigneau M, Beaucousin V, Hervé PY (2006) Meta-analyzing left hemiphere language areas: phonology, semantics and sentence processing. NeuroImage 30:1414–1432
Weniger D (2012) Aphasien. In: Karnath HO, Thier P (Hrsg) Kognitive Neurowissenschaften. Springer, Heidelberg
Willmes K, Poeck K (1984) Ergebnisse einer multizentrischen Untersuchung über die Spontanprognose von Aphasien vaskulärer Ätiologie. Nervenarzt 55:62–71
Ziegler W (2012) Zentrale Sprechstörungen. In: Karnath HO, Thier P (Hrsg) Kognitive Neurowissenschaften. Springer, Heidelberg

Kleinhirnfunktionen

Ackermann H, Mathiak K, Ivry RB (2004) Temporal organization of „internal speech" as a basis for cerebellar modulation of cognitive functions. Behav Cogn Neurosci Rev 3:14–22
Bellebaum C, Daum I (2007) Cerebellar involvement in executive controll. Cerebellum 6:184–192
Timman D (2012) Kleinhirn und exekutive Funktionen, Sprache sowie visuell-räumliche Funktionen. In: Karnath HO, Thier P (Hrsg) Kognitive Neurowissenschaften. Springer, Heidelberg

Weiterführende Literatur

Hüther G (2010) Bedienungsanleitung für ein menschliches Gehirn. Vandenhoeck & Ruprecht, Göttingen
Jobst U (2003) Schwindel. Ein Leitfaden. Informationen für Patienten und Angehörige.
Kerkhoff G, Neumann G, Neu J (2008) Ratgeber Neglect. Leben in einer halbierten Welt. Hogrefe, Göttingen
Kerkhoff G, Neu J, Schaadt AK (2015) Sehstörungen nach Hirnschädigungen. Ein Ratgeber für Betroffene und Angehörige. Hogrefe, Göttingen
Kerkhoff G, Schmid L (2017) Neglect und assoziierte Störungen. Hogrefe, Göttingen
Keßler J, Bardenheuer H (2018) Wie man Schmerzen behandelt. In: Kirsch J (Hrsg), Eine Einführung in die Grundbegriffe der Schmerzmedizin, Wissen Kompakt Medizin, Springer, Heidelberg, Abb. 8.7
Lutz L (2010) Das Schweigen verstehen: Über Aphasie. Springer, Heidelberg
Müller VS (2013) Störungen der Exekutivfunktionen. Hogrefe, Göttingen
Sacks O (1990) Der Mann, der seine Frau mit einem Hut verwechselte. Rowohlt, Reinbek
Sturm W (2004) Aufmerksamkeitsstörungen. Hogrefe, Göttingen
Tropp Erblad I (2008) Katze fängt mit S an. Aphasie oder der Verlust der Wörter. Fischer. ▶ http://www.mediclin.de/Portaldata/2/Resources/pdf_cp/zielgruppe_patienten/flyer_und_broschueren/Schwindel.pdf

Interaktive Homepage

dasGehirn.info. ▶ https://www.dasgehirn.info/grundlagen/anatomie/der-gyrus-cinguli

Sachverzeichnis

S

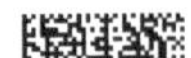